輕鬆當爸媽，
孩子更健康

超人氣小兒科醫師
黃瑽寧教你安心育兒

暢銷增訂版

馬偕兒童醫院
兒童感染科主治醫師
黃瑽寧 著

目錄

序

第三章

寶寶怎麼吃才健康？

第四章

孩子生病了！

第五章

三大過敏症

第六章

黃醫師的貼心叮嚀

二〇一〇初版　推薦序

新手父母必備的育兒寶典

黃富源

在我讀醫學院的年代，學校並沒有教我們如何育兒。四十多年前，當我開始從事小兒科醫師工作時，發現腦海裡盡是與疾病有關的學問，然而與家長每日息息相關的育兒知識，卻付之闕如。

為了彌補這方面學問的缺乏，我在圖書館找到一本美國小兒科醫師史波克（Dr. Benjamin M. Spock）的《嬰幼兒保健常識》，從此開啟了育兒的眼界。這本書日後被美國作家帕里尼（Jay Parini）選為「改變美國的十三本書」之一，也幫助我對家長衛教的內容更為完備。

隨著醫學日新月異，史波克醫師的寶典在許多觀念上也已經過時了。近年來，臺灣雖然也有很多育兒叢書與小兒衛教手冊，但大多翻譯自國外的著作，或者由非醫學背景的人士所撰寫。而這本《輕鬆當爸媽，孩子更健康》，正好融合了為人父母最需要學習的兩個主題——養育兒童與疾病衛教。

在第一章〈迎接寶寶的誕生〉當中，黃瑽寧醫師針對臺灣的家長，整理出迎接小生命之前與之後所需要注意的事項。另外，作者也將臺灣最新的疫苗政策，以及目前流行的新生兒自費超音波檢查，用淺顯易懂的方式讓家長了解其來龍去脈，這點是我在其他育兒書本中看不到的。

第三章〈寶寶怎麼吃才健康？〉是目前嬰幼兒照護上非常新、也相當重要的議題。三十年前，嬰兒的餵食是以配方奶為主。時代改變，醫學也進步了，現在大家都知道嬰兒最好的營養品就是母乳；而較大兒童則有挑食、拒食等心理問題。黃醫師以其臨床知識，配合自己育兒的經驗，寫成這一章輕鬆實用的飲食指引，相信家長看了必然獲益良多。

我在門診看診時發現，現在因為過敏疾患求醫的小孩越來越多，這當中包括了氣喘病、過敏性鼻炎以及異位性皮膚炎，這三者加起來，幾乎已經成為小兒病人中最大宗的族群。作者本身就有過敏體質，以他專業的知識，加上親身的經歷，在〈三大過敏症〉這一章，將如何預防、治療以及保養過敏病症，做了完整的介紹。

在其他章節中，黃醫師也對常見的兒科疾病、事故傷害的防護、兒童睡眠問題，看電視、尿床、洗手等議題，都有所著墨，而且筆觸輕鬆易懂，讀起來沒有什麼負擔。總而言之，這是一本內容豐富、深入淺出的育兒寶典，我強力推薦每位新手父母都應該擁有一本這樣的好書。

黃富源　醫師

馬偕醫院資深兒科醫師、臺大暨北醫兒科教授、馬偕醫院前醫務副院長、前衛生署副署長。二〇〇九年獲頒「第二屆亞洲傑出兒科醫師獎」，同年並被《商業周刊》評選為百大良醫之一，同時也是影響黃瑽寧醫師最深的人——身兼嚴師與慈父的雙重身分。

二〇一〇初版　推薦序

孩子是寶

陳銘仁

半世紀以來，各國的生育率節節下降，已是不爭的事實，臺灣的情形尤其嚴重。據內政部統計，二〇〇七年，臺灣的總生育率為一．一人，是全世界最低的國家。到了二〇一〇年，國人忌諱的虎年，生育率再創新低，每名育齡婦女平均可能生不到一個孩子。在這種趨勢下，若非有效的政策推動，實在無力提高總體生育率，除非各自努力，不過恐怕也只是杯水車薪吧！

不只數目下降，由於晚婚，許多新手父母對於初來乍到的小生命往往手忙腳亂，不知所措，恐怕也會影響照顧的素質。我手邊沒有臺灣的資料，但依據二〇〇三年日本厚生勞動省的調查報告，一歲幼兒的母親「沒有照顧嬰幼兒經驗」者，一九八一年為三九．三％，二〇〇〇年升高至六四．四％，想必臺灣也差不多。做為一個小兒科醫師，如何幫助父母親照顧這些越來越少的寶貝，打造優良的下一代成為精兵良民，是責無旁貸的事。

我想每一個初為人父母者都曾經聽過：「第一個照書養，第二個照豬養」的戲言。事實上，照書或照豬，見仁見智。照豬養的人，可能是有了前一、兩胎的經驗，當然不會養成豬。相反的，新手爸媽如果拘泥於所謂的育兒寶典等教條式的內容（例如幾個月大應該要喝多少奶、睡幾小時等），反倒會杞人憂天，徒增困擾。現代年輕的父母大多受過良好的教育，在育兒的知識和態度方面也深知前人的經驗未必都正確，因此，選擇適當的育兒書籍，配合健康積極的心態，更顯重要。

本書作者黃瑽寧醫師是臺灣小兒科學界前輩、前衛生署長黃富源教授之子。自幼受家學薰陶，耳濡目染，立志追隨父親的志業。一路走來，始終抱持著為兒童健康努力的信念，在臨床兒科繁重的工作和臺大臨床醫學研究所深奧的研究之餘，更積極投注在嬰幼兒衛教的工作。這一、兩年來，他除了擁有許多新手爸媽熱烈點閱的人氣王部落格，更集中心力寫出了這本《輕鬆當爸媽，孩子更健康》。書中內容推翻一些似是而非、以訛傳訛的錯誤觀念，代之以現代醫理，這些錯誤觀念包括：「沒有剪舌繫帶將來會『臭乳呆』（臺語，指大舌頭）」、「牙齒長得慢要吃鈣片」、「嬰兒長牙會發燒」……

黃醫師也是一個爸爸，他從一個為人父母的觀點，娓娓道出照顧嬰幼兒的心路歷程，相信書中的描述更能貼近年輕父母的心聲。此外，由於黃醫師自幼患有氣喘，在父母親悉心的照料下成長，更能體會「養兒方知父母恩」的真諦。由此之故，書中也不乏照顧過敏兒的心得和提示。相信本書的出版，除了可以推廣正確的育兒知識，還能使新手爸媽們欣喜迎接新生命的育兒之路更得心應手。

陳銘仁　醫師

中華民國兒童保健協會理事、馬偕紀念醫院小兒科資深主治醫師、前馬偕紀念醫院小兒部主任。

二〇一九暢銷增訂版

名人推薦

坊間的育兒書籍一拖拉庫，但黃瑽寧醫師的大作，絕對是疼愛孩子的爸媽們必買也必看的一本。

擁有小兒科醫學專業的黃醫師，是我們的好友，他曾經是我們夫妻主持的家庭節目的「常駐來賓」，經常來分享，該如何處理關於小朋友身體健康的一切疑難雜症，以及如何更進一步的，幫助孩子們身心靈健康發展的教養之道。

除了專業和親切，他更是一位充滿愛的醫師，這也是他能成為，許多爸媽和小孩最信賴也最喜愛的小兒科醫師的原因。黃醫師身兼醫師、作家、主持人、版主……忙碌的斜槓身分中，他也是一位非常關愛孩子的爸爸，所以他總能將心比心，設身處地的站在父母的角度，提供最實用的育兒資訊、觀念與方法，讓許多爸媽們在養兒育女上不再驚慌失措，安心輕鬆的享受為人父母的喜悅。這本實用的育兒工具書，我們衷心推薦！

張。因為該忘的都已經忘得差不多！心裡也會覺得自己年紀大了，跟不上一些先進的醫療知識。還好有黃醫師這幾年來不斷的為我們這些忙碌的爸媽整理出前顯易懂的育兒知識。讓我們可以找到對的方法，養對小孩！

——何戎、Kelly　幸福主持夫妻檔

從準備迎接孩子出生過了十年後我又懷孕成為三寶媽。好像經驗豐富，但其實是更慌

——宋達民、洪百榕　幸福藝人夫妻檔

從準備迎接孩子出生，到孩子哇哇落地、日漸成長，所有新手父母可能用到的醫療資訊，黃醫師以一個兒科醫師的專業，以及一個曾經新手爸爸的同理心，用最白話、最容易懂的方式寫出這本書。內容不僅「專業」，更重要的是，隨著醫學知識更新、這本書再次修訂出版。「育兒」是學校沒教的事，如果你是生了孩子才開始學著做爸媽，你的書架上一定少不了這本書！

——洪素卿　每日健康總監

小孩照書養沒有錯，錯在有可能選錯書，而黃瑽寧醫師的書，永遠是正確選擇！這本書從寶寶出生、疫苗接種，到飲食及各種疾病的介紹，不只讓父母有所依據遵循，更重要的是能夠安心教養。

——張旭鎧（阿鎧老師） 知名兒童職能治療師

孩子是上帝送給爸媽的禮物，只是……上帝忘記附送「保證卡」和「說明書」了。還好有黃瑽寧醫師，有醫術也有醫德，用最科學的態度，協助新手爸媽排除故障。疫苗三合一、五合一越多越好？嬰兒床該放哪裡？孩子需要吃退燒藥、塗氟嗎？家庭必備的寶典，讓黃醫師陪你正向育兒！

——張珮珊、岑永康 幸福雙主播

曾經我也是不知所措的雙寶媽咪，遇到育兒問題上網求助，卻總是越查越心慌……幸好有了黃醫師的書，孩子的成長過程中，所有爸媽擔心的疑問，都可以在這裡找到解答，人家都稱黃醫師為黃神，那麼這本書絕對是新手爸媽必備的育兒聖典啊！

——黃馨儀　主播、主持人，銀杏餐飲集團公關總監

輕鬆簡單的正確認識新生兒照護上所有問題，讓新手爸媽不再慌張，除了不再手忙腳亂之外，更能依照書中時序清楚的排列來認識孩子發展，以及做好準備，是居家必備的好書。

——劉宗瑀（小劉醫師）　院綜合醫院乳房醫學中心主治醫師

認識黃醫師，是我覺得好幸運的事！當然，這兩年多來，也不乏很多讓我掉下巴的事：

1.他的便當是——山茼蒿蓋飯！

2.他溫良恭儉讓——打完一篇長文章，打開信箱發現對方說不用交了，而他也是哈哈兩聲，就過了！

3.他的生日願望是——一願節目收視長紅，二願同事身心安好，三願有更強大的能力

可以幫助更多的人（怎麼會沒有留願望給自己啊）！

黃醫師，是一個自帶光的人，一種良善寬容專業努力不忘初衷的光，暖暖的，感染著我們，相信有了這暖光，我們都可以「輕鬆當爸媽，孩子更健康」喔！

——鍾欣凌（粉紅豬）　知名女藝人

讓我們一同成長

二〇一九暢銷增訂版　作者序

陪伴臺灣與華語父母一起育兒的《輕鬆當爸媽，孩子更健康》，二〇一九年又要出新版了！這本《輕鬆當爸媽，孩子更健康》，與同樣今年出版的《安心做父母，在愛裡無懼》，以及《從現在開始，帶孩子遠離過敏》這三本書，將是我強力推薦給準備懷孕以及所有新手父母最重要的三本工具書，分別照顧孩子的「身、心、以及過敏症」。如果你想要對育兒有入門的基本常識，把這三本書放在床頭櫃，有疑問就拿下來翻閱，絕對會比在網路上盲目搜尋來得正確。

二〇一〇年底，首版《輕鬆當爸媽，孩子更健康》付梓的時候，我兒子才一歲三個月，小女兒則還在媽媽肚子裡。那時候的我，把在部落格寫衛教文的熱情，投注在這本書裡，這份信念或許真的感動了許多新手爸媽，讓這本書在過去這九年，始終停留在育兒書籍的暢銷排行榜上。

有許多家庭，將《輕鬆當爸媽，孩子更健康》這本書當做主要的育兒知識來源，然而醫學知識日新月異，舊版書籍中的某些觀念，其實已經落伍，這也是為什麼我堅持每四到五年，一定要更新書本內容的原因。

這次的暢銷增訂版是《輕鬆當爸媽，孩子更健康》的第三版，在這次的修訂當中，我針對副食品、疫苗、睡眠、飲食，以及新的醫學資訊，都有多處更改與補充，有少數觀念甚至和舊版大相逕庭，希望能提供家長更新、更完整的知識。

誰能預知上帝的意念？過去這九年，我竟然有這樣的恩典，可以將育兒的知識，從媒體，從網路，散播到數十萬個臺灣家庭裡，接觸到上百萬位父母家長。既然已經扮演了這沉重的角色，我想自己責無旁貸，期許未來要繼續謙卑學習，並且與各位無私分享。就讓我們一同成長，盡情享受育兒之樂吧！

當小兒科醫師成為新手爸爸

二〇一〇初版　作者序

很多人問我：「市面上已經有很多小兒衛教書，為什麼還要寫一本？」我常回答：「這一本真的不一樣，真的。」進入馬偕醫院小兒科至今已經第八年，每天面對不同的家長詢問有關孩子的疑難雜症，我發現新世代養兒育女有幾個特點：

1. 寶寶的主要照顧者常常不是年輕的父母本身，可能是保母，可能是爺爺奶奶。這些照顧者碰到問題，通常不太會尋找資訊，也不會上網，只能憑口耳相傳的經驗。而年輕父母雖然會上網或看書，搜尋大量的資訊，卻不知從何解讀，也不知道資訊的正確性，常常誤信謠言。

2. 臺灣生育率已跌至全球最低，少子化的影響，反而讓父母親焦慮指數直線上升。孩子只要有一點點毛病，就緊張得睡不著覺、頻繁求醫，其實大部分時候都只是虛驚一場。

3.公共衛生的進步，嚴重的疾病越來越少，過敏性體質與兒童心理問題引發的症狀則大幅上升。另一個新的小兒照護課題，就是小兒的飲食問題，包括嬰兒副食品餵食、幼兒拒食、挑食等困擾。

有鑑於此，我在二〇〇九年，於網路上開啟了一個部落格，取名為「疑難雜症的故事——馬偕兒科黃瓈寧醫師的診斷旅程」。本來是希望藉由這個網站，成為我與我的病人家屬溝通與衛教的平臺。沒想到一年下來，我的部落格瀏覽人次不斷增加，每天約有一百到兩百位焦慮的父母親來我的網站搜尋衛教資訊，大部分都不是我親自看診的病人。網友們的反應是：文字淺顯易懂。

感謝上帝，成立部落格當年，網站就獲選為二〇〇九年第五屆華文部落格大獎年度最佳生活情報推薦優格，也因此吸引了更多的讀者，以及時報出版社的青睞，這就是這本書的由來。他們也希望我能夠以淺顯的文字出版成書，幫助更多焦慮的新手爸媽，度過孩子成長的種種難題。

家長們如果已經厭倦了小兒衛教書籍裡艱澀難懂的醫學名詞、琳琅滿目的疾病名稱，或者那些真假難辨的兒童醫學資訊，別擔心！這本書將是你唯一需要的手冊。

首先，這本書有很多插圖。很多時候您只要翻看章名頁圖片，就可以指引您到所需要的資訊頁面。本書分為〈迎接寶寶的誕生〉、〈寶寶常見的各項表徵〉、〈寶寶怎麼吃才健康?〉、〈孩子生病了!〉、〈三大過敏症〉以及〈黃醫師的貼心叮嚀〉六個部分，每一個章節都有很多的插圖，讓您更快找到所需要的答案。

其次，這本書的內容不只是來自專業的知識，還有我個人的親身經歷融合在一起。在兒子出生之後，我除了是小兒科醫師，又多了一個身分，就是新手爸爸。我驚訝的發現，過去輕描淡寫提醒家長的衛教內容，真正執行起來其實需要一些訣竅。曾經聽人家說，當一位小兒科醫師不能沒當過父母，我深表贊同。除此之外，我從小與過敏性體質奮鬥的過程，也給我充足的經驗照顧過敏的孩子。因此，這不只是一本衛教的書，也算是我的個人筆記本。

在〈孩子生病了!〉章節裡，會介紹一些常見的兒童疾病。我刻意略過許多疾病的細節，免得家長看得頭昏腦脹。您不需要成為醫學博士，只需要知道什麼毛病是要緊的，什麼毛病是不要緊的，這樣就可以了。現在醫療服務取得便利，隨處都有診所，求醫並不困難，困難的反而是「何時應該求醫?」如果醫師已經診斷了您的孩子得到什麼病，將病名抄下來，回家上網查就可以了，又何必浪費篇幅寫在書裡呢?況且，兒童疾病千頭萬緒，原文教科書動輒八千多頁，絕非我個人能力可以完成，這也不是家長所想要的。

最後，我希望每一位爸爸媽媽看完這本書之後，能夠鬆一口氣，告訴自己：原來照顧孩子的健康可以這麼輕鬆！以後若又聽聞危言聳聽的報導，或者看見賣健康食品的廣告，您就可以老神在在，不再輕易的被影響了！

輕鬆當爸媽，孩子更健康，讓我們現在就開始吧！

第一章

迎接寶寶的誕生

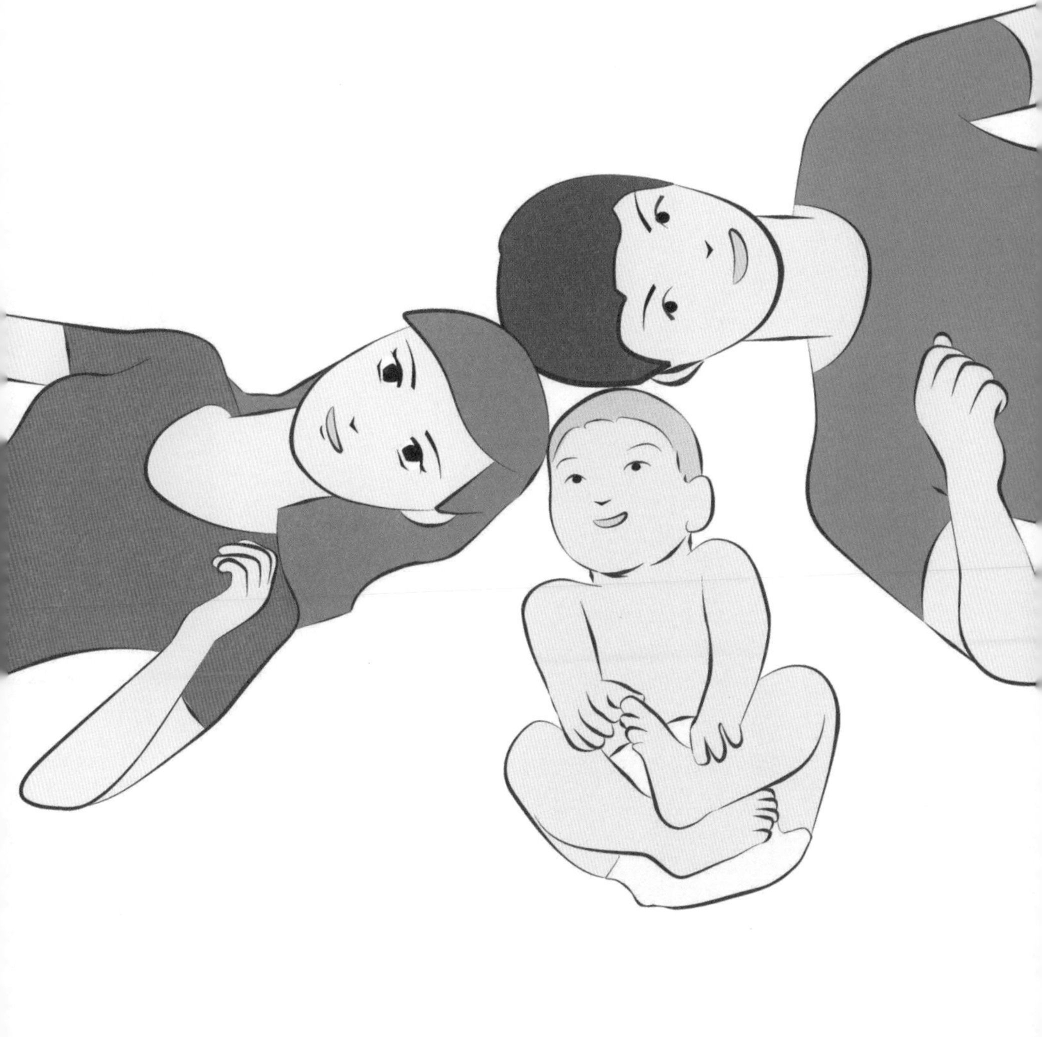

1 產前準備

新手爸媽恭喜了！您現在的心情可能又興奮又緊張，而且腦袋中充滿許多疑惑需要解答吧！每個親戚朋友都替你們高興，並且七嘴八舌的告訴您該準備這個、準備那個，好像每一件事都很重要。上網一看，更是不得了，網友介紹的東西琳琅滿目、五花八門，真不知該從何下手。

別慌張，本書一開始，就讓我來給新手爸媽們列一張清單，讓您在寶寶出生之前可以替他準備幾樣基本的東西。

1. 嬰兒床

寶寶出生以後，幾乎大部分時間都會躺在嬰兒床上。因此一張好的嬰兒床，對寶寶與父母雙方都很重要。購買時要先想好將來嬰兒床要擺在家裡的哪個位置，丈量好長、寬、高，再去大賣場選購。**嬰兒床應該放在大人的床邊，不只餵奶方便，也讓寶寶能看見父母，培養安全感。**新手爸媽注意喔！根據二〇一六年美國兒科醫學會的指引，已經「不建議」父母讓嬰兒一個人睡在單獨的房間（細節可參考第六章三〇八頁）。

嬰兒床的周圍床欄間距應要小於六公分才算合格，若間距過寬，可能會發生寶寶的頭卡在床欄的慘劇。一般合格的嬰兒床，間距應不至於太寬，不過還是帶一把卷尺去丈量一下比較安心。嬰兒床墊如果是整套的，應該與床的內緣大小一致，才不至於產生過大空隙；如果要另外購買嬰兒床墊，必須與床的內緣符合，如果太小的話，寶寶的手腳可能會卡在床與床墊的縫隙之間。

我個人**不建議在嬰兒床邊使用海綿護欄**，因為當寶寶躺著的時候，護欄會阻擋寶寶的視野，影響視力發育，也可能增加嬰兒窒息的風險。我知道寶寶會翻身的時候會撞到床欄，但請放心，不會有什麼危險的。其他掛在床邊的玩具、蚊帳等，則隨自己需要購買即可。

2. 嬰兒澡盆

如果家裡有「非常乾淨」的水槽，也可以取代

黃醫師聊聊天

嬰兒應該跟父母怎麼睡，我的建議是：

1. 還在追奶、頻繁哺乳的母親，可以睡在嬰兒床上，靠在大人床邊。或者母嬰同床，但必須確保床的硬度適中，並移除厚重棉被等。一歲內不建議父嬰同床。
2. 已經可以固定時間餵奶的寶寶，可以睡在自己的嬰兒床，但是放在大人的房間。
3. 3歲前，我不建議讓孩子單獨睡房間。
4. 大人抱著嬰兒時，不可以在沙發上睡著。

嬰兒澡盆。澡盆的選購以簡單為主，不要太花俏，曾經就有標榜多功能特別加蓋的澡盆，造成嬰兒夾傷的事件。澡盆若有防滑設計，也是不錯的選擇。

3. 奶瓶

雖然說母乳最好，可是誰也沒把握自己的母乳可以多到不需要奶瓶。奶瓶的種類五花八門，教新手爸媽看了不頭暈也難。

首先，要面臨的問題就是：奶瓶材質要買玻璃的，還是塑膠的？玻璃奶瓶的好處是導熱快，隔水加熱或者用冷水冷卻的速度都比較快，並且不管是沸水消毒或者沖泡，都不用擔心化學物質溶入奶水當中，比較健康。但是玻璃奶瓶有兩個缺點，第一是容易打破，第二是比較重，出門攜帶時不方便。

塑膠材質的就完全相反，材質輕、不會打破，但是有化學物質滲入之虞。塑膠瓶有ＰＣ、ＰＰ、ＰＥＳ、ＰＰＳＵ、Silicone等材質，挑選時重點在於耐熱溫度（PC＜PP＜PES、PPSU＜Silicone＜不銹鋼），耐熱溫度越高，化學物質溶解的機率也越低，理論上也是比較安全的。ＰＣ材質已經被證實會溶出較高的塑化劑，因此已經被淘汰，至於ＰＰ雖然便宜又安全，但是比較容易變質。現在還有第三種，是不銹鋼材質的奶瓶，不銹鋼奶瓶的缺點是，從外表看不到寶寶喝剩多少奶，但我覺得這也是優點：本來就不需要強迫寶寶每次都乾杯喝光光。

奶瓶嘴的形狀並不是很重要，但是**孔洞最好先選小圓洞式**，太大的孔洞容易讓寶寶嗆到。理論上小圓洞的奶瓶嘴可以一路用到一歲，中途不需要再更換，但要記得時常清洗奶瓶嘴底部的「通氣孔」，以免堵塞導致寶寶吸不到奶。奶瓶口徑有寬有窄，寬口徑的奶瓶比較方便。至於防脹氣、母乳實感、去舌苔等附加功能就不是很重要了。**寶寶脹氣與奶瓶並無直接關係**，而再怎麼標榜母乳實感也與真正的乳房不一樣（事實上，每個媽媽的乳房也不盡相同，你的寶寶絕不會那麼傻）。

總而言之，我給新手爸媽的建議是：在家選擇玻璃或不銹鋼的材質（健康安全無慮），出門才使用耐熱度較高的塑膠奶瓶、挑寬口徑、小圓孔，一開始先買兩個備用即可，但純配方奶的家庭大約需要六個奶瓶輪替。當然，希望大家的母乳都源源不絕，奶瓶都用不到。

黃醫師聊聊天

有研究指出，常見於PC奶瓶等塑膠容器的化學物質雙酚A（bisphenol-A），會影響人體荷爾蒙（尤其是雌激素）的分泌，導致過敏、過動，甚至青春期早熟。想一想，還是使用玻璃和不鏽鋼材質好了，塑膠的只有方便帶出門。

4. 尿布

NB（new born，指專給剛出生的新生兒使用的尿布尺寸）的型號不用買太多，也許您的寶寶長得很快，NB就穿不下了。因為環保觀念進步，媽媽們也可以考慮使用新款的「布尿布」，使用與清洗都很方便。新的布尿布不再像過去需要媽媽們自己刷洗，只要抖落排泄物後丟洗衣機就可以了，可以替地球盡一份心力。

5. 奶嘴

親自哺乳的媽媽，專家建議哺乳模式已經建立完成時（大約是兩週到一個月），再開始給寶寶用奶嘴，以免影響寶寶吸吮乳頭的動作。

我不反對使用奶嘴，因為奶嘴除了安撫作

黃醫師聊聊天

很少人知道奶嘴其實可以減少嬰兒猝死的機率；可能是因為奶嘴會把那些容易悶住口鼻的東西撐開，進而讓寶寶暫時有呼吸的空間。

奶嘴雖然有安撫作用，但是當寶寶年紀接近4個月大時，可能會增加半夜啼哭的機率（因為奶嘴掉了半夜起來找不到而生氣）。如果6個月之後長牙還戒不掉奶嘴，則會增加罹患蛀牙、鵝口瘡、中耳炎等疾病的機率，所以6個月以後還是要盡快戒奶嘴。萬一錯過了6個月沒戒，戒奶嘴會越來越困難，如果到時候戒不掉，可以讓孩子白天不吃，只有睡前吃以安撫孩子，並且改成拇指型的奶嘴，相較於大圓形的奶嘴，比較不會造成大暴牙。

用，也可以減少嬰兒猝死症的機率。但是當寶寶長到六個月大之後，奶嘴就只剩下安撫的作用，而且有可能會影響牙齒的發育，能戒的話，六個月左右可以戒戒看。如果戒不掉，可以限制白天使用，只有睡覺前含一下，倒也影響不大，可以等下個時機，大約是三歲時再戒吧！

6. 嬰兒吸鼻器

雖然寶寶出生後，醫院通常會送媽媽一個吸鼻器，然而這種吸鼻器因為不能清洗消毒，只能用幾次。因此，可以先買一個簡單、可拆卸清洗的吸鼻器備用。

黃醫師聊聊天

吸鼻器當中，我最喜歡一種像「叭噗」形狀的吸鼻器，前面細細軟軟的，可以輕輕伸入鼻孔吸鼻涕，方便又便宜，一、兩百塊就搞定。至於那種利用連通管原理從嘴巴吸鼻涕的，根據家長的反應，不好用。總之，不管使用哪一種，是電動或手動，都要把握一個重點：先徹底溼潤寶寶鼻腔之後，再清鼻涕才有效果，也比較不會傷害到黏膜造成流血（詳見第65頁，〈鼻子與呼吸〉）。

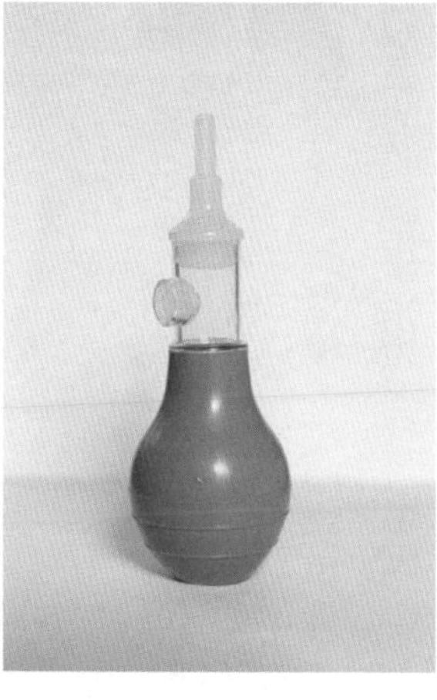

圖 1-1：吸鼻器
簡單的吸鼻器，是「叭噗」形狀，髒鼻涕可以「只進不出」，非常方便。

7.電子肛門溫度計或耳溫槍

耳溫槍用在嬰兒身上，方便，但不是很準確，常常會一次量出好幾個不同的溫度。如果量出兩個以上不同的溫度，醫師通常會以較高的溫度為數值。如果量出極低的溫度，嬰兒卻呈現活蹦亂跳的樣子，代表耳溫槍不準確。因此除了耳溫槍，家中應再備一支電子肛門溫度計，使用上雖然比較麻煩，但是想確定體溫的時候還是用這種最準確。

8.嬰兒前揹帶或揹巾

網路上有很多媽媽在討論，究竟是揹帶好用，還是揹巾好用？雖然熟悉揹巾使用方法的媽媽，一致對揹巾讚不絕口，但是根據我與家長聊天的經驗顯示，有些人還真的怎麼都學不會，可能跟肩膀寬度有關。我建議購買之前，先借別人的寶寶揹一揹、練習一下，確定會使用再買。

9.提籃型嬰兒安全座椅

很多臺灣家長都不買嬰兒安全座椅，我很好奇，出院時他們的寶寶是怎麼坐車回家的。要知道，抱著寶寶坐車是很危險的事情，不只是車禍，只要來個緊急煞車，都可能對寶寶造成不可磨滅的傷害。車速只要區區時速五十公里，發生車禍時就可能讓孩子的頭撞上儀表板或擋風玻璃，造成頭骨受傷，甚至飛出窗外。而且使用汽車安全座椅也可以減少孩子暈車的感覺，減少哭鬧，避免影響駕駛情緒，所以這個錢絕對不要省。有些貼心的醫院，會提供產婦出院時「暫時」租借嬰兒安全座椅的服務，讓您先安心的回家後再做選購。嬰兒安全座椅的選擇，將在第六章二九四頁有專文介紹。

10. 嬰兒車

新生兒的嬰兒車是平躺式的，有別於四到六個月以後的坐式嬰兒車。當然現在有很多新款的嬰兒車可以從新生兒時期用到大，方便度自然不在話下。選購的重點，第一，以臺灣的人行道與路面狀況來看，輕巧的嬰兒車還是優於笨重的大型車；第二，盡量挑選能以一隻手操控的嬰兒車，表示輪子設

黃醫師聊聊天

國民健康局的《孕婦健康手冊》中也有迎接寶寶的準備，可以參考。但其中有很多東西我認為並非必要。比如說嬰兒油、洗髮精、奶瓶嘴十幾個，這些都是寶寶出生之後再視情況選購即可，或許根本用不著。當然懷孕中還有很多事情要操心，但因為我是小兒科醫師，所以對於產前檢查、超音波、羊膜穿刺這些懷孕中的相關問題，還是留給正牌的婦產科醫師解答比較恰當囉！

計良好；第三，較大嬰兒的坐式推車，選購五點式固定的設計，會比三點式固定寶寶來得安全。

11. 生產包

生產包裡其實不用帶太多東西，醫院都會準備，帶太多只會徒增自己的煩惱。帶一套寶寶的衣服，出院時可以給他穿，另外別忘記帶一條包巾。至於媽媽的東西，免洗褲準備兩包、大片的衛生棉數包（不要那種中間有凸起的，摩擦到傷口會痛）、溢乳墊、一套乾淨的衣服出院時可以穿，以及個人用品如眼鏡等，應該就可以了。其他如產褥墊、睡衣等，醫院都有準備，不用擔心。

12. 孕期接種疫苗

孕婦應接種的疫苗只有兩種：**流感疫苗與百日咳 Tdap 疫苗**。建議如下：

1. 任何孕期❶，都應該接種一劑流感疫苗。
2. 如果第一孕期已經接種過流感疫苗，第三孕期時剛好進入新的流感季（十月），可以再補一劑新的。

3.百日咳 Tdap 疫苗的建議接種時間為第三孕期，約二十七至三十六週之間。

4.上一胎接種過百日咳 Tdap 疫苗，下一胎還是得再打一劑。

注❶：一般來說，懷孕分為三個孕期，懷孕十四週以前為第一孕期，第十五至二十八週為第二孕期，二十九週以後為第三孕期。

2 寶寶出生後

如果一切正常的話，自然產的寶寶觀察兩、三天就可以回家了。這兩、三天當中，媽媽什麼都不用想，只需專心餵奶與休息，其他的問題都交給專業的醫護人員照護即可。若媽媽選擇在「母嬰親善醫院」生產，寶寶出生後很快就會送到您的懷裡，在護理人員的幫助下，讓寶寶嘗試吸吮母乳。之後大約每兩到三小時就要餵一次奶，所以媽媽一定要抓緊時間休息，**最好拒絕所有的訪客**。正確的哺乳姿勢詳見第一三五頁的描述。

剛出生的寶寶跟電視影片裡的漂亮嬰兒很不一樣，老實說，奇形怪狀還真不少，所以請別擔心，也可以參考下一章節中，有關寶寶外觀的描述。

1. 新生兒代謝性疾病篩檢

新生兒出院前會扎足跟的血液做「新生兒代謝性疾病篩檢」，篩檢的內容包括蠶豆症、先天性甲狀腺不足，以及一些罕見的代謝性疾病。目前，全國已實施新一代的新生兒篩檢，可以發現超過二十種以上的疾病，比傳統篩檢只能檢查出五種疾病進步許多。初次篩檢結果如果出現異常，相關人員會以電話告知家長，並要求寶寶返院複檢，當您收到這類通知時，切莫驚慌，因為大部分可能是驗錯了，需要重新檢驗（最常驗錯的疾病是「先天性腎上腺增生症」）。

如果複診仍然異常，才能確定罹病，需遵照醫師指示盡早進行治療，並可在醫師及相關罕見疾病基金會的協助下申請各項福利與照護。另外，如果有黃疸，寶寶也會扎足跟的血液檢驗黃疸值。說了這麼多，唯一不會驗的就是「血型」；如果家長希望知道寶寶的血型，要「特別」跟醫師或護士說，並自費檢驗才能得知。

三天後，若沒有黃疸或其他問題，您的寶寶會打完第一劑B肝疫苗才返家。如果是早產兒，必須體重達二千克、家長學會照顧所需技巧之後，才可以回家。回家以後請詳讀《兒童健康手冊》，裡面有很多國民健康局所提供的重要資訊。有些家長直到小孩上小學了都還沒看過寶寶手冊裡的內容，實在很不可思議，也十分可惜。

2. 聽力檢查

自民國一〇一年三月十五日起，政府已經全面補助本國籍

黃醫師聊聊天

生完小孩的第一天通常很興奮，小寶寶也特別的乖，新手媽媽可別高興太早。我建議此時應禁絕所有訪客，手機關機，除了餵奶之外，專心睡大覺，因為第二天過後，傷口疼痛、疲勞，還要餵奶，挑戰才真正開始！

未滿三個月之新生兒的聽力檢查。臺灣每年可篩檢出四百五十位左右的聽損新生兒，及早發現，可及早進行後續療育服務。如果您的寶寶滿三個月還沒做聽力檢查，請一定要詢問醫護人員。

3. 自費檢查

出院之前，常常有醫療院所會提供「新生兒自費檢查」給家長勾選。如果您經濟上並不充裕，千萬不要覺得沒有做這些檢查會對孩子有虧欠。這些檢查只是讓您「提早知道寶寶可能有的問題」，所以就算沒有提早知道，總有一天還是會被檢查出來的。以臺灣目前的醫療環境而言，這兩者的結果並不會差很多。

雖然這些自費篩檢是為了提供「花錢買心安」的功用，但我發現非常多家長因為不是很清楚篩檢結果的來龍去脈，反而把一些無關緊要，甚至根本屬於正常範圍的診斷報告誤以為是嚴重異常，弄得全家愁雲慘霧，反倒是「花錢買罪受」。這並不是家長的錯，而是沒有一位溝通良好的醫師，或者專業的遺傳諮詢師跟您詳細討論檢查的結果。因此，在還沒跟醫師討論之前，請先稍安勿躁，看看我以下的介紹：

（1）罕見疾病基因，或全基因晶片檢查

臺灣目前已經有越來越多醫院，和實驗室合作執行罕見疾病基因檢查。的確，新生兒基因篩險是未來的趨勢，但目前制度還不成熟，隨著項目不同，有些檢查有學術研究支持免費篩檢，當然也有昂貴純自費的檢查項目。

基因檢查的結果有分兩種，一種是「有藥可醫，而且越早使用效果越好」，比如說脊髓性肌肉萎縮症（簡稱ＳＭＡ）就有藥物可用，越早使用越有效，此種藥物價格不菲，在臺灣不容易取得，必須轉介醫學中心才能拿到。

另一種就是「無藥可醫」，而且發病的時間可能會在一年後，也可能是五年後、十年後，甚至一輩子都不發病。這種基因檢查的問題，就在於還沒有發病的這麼多年當中，父母心中存在一個陰影，對於孩童的發展是好是壞，是一個難解的醫學倫理問題。

在基因體醫學越來越發達的世代，我會建議父母在經濟許可的狀況下，可考慮花錢幫寶寶做基因檢查。但是醫療院所必須把持醫學倫理，報告不能直接赤裸裸的交給家長，而是要經過專業的「遺傳諮詢師」詳談，確定瞭解這項檢查結果所帶來的照顧細節，與心態上的調整，才是負責任的基因檢查流程。

（2）腦部超音波篩檢

主要檢查腦部是否有特殊的病變，比如說長了一個囊腫或者出血等現象。但是，很多正常的寶寶，腦部超音波也可能會看到一些鈣化或小囊泡，把媽媽嚇得要命。很多家長因為看不懂診斷結果嚴重與否，導致鎮日焦慮不安，憂愁難過。請記得，不管腦部超音波給您什麼診斷，只要問醫師兩個問題：第一，需不需要開刀？第二，會不會影響未來腦部發育？如果兩個問題答案都是否定的，那麼不管診斷寫些什麼，都安心的睡大覺吧！寶寶一定會健康長大的。

（3）腹部超音波篩檢

檢查肝、膽、腸胃道是否異常，尤其是肝、膽的部分。新生兒最怕膽道閉鎖等先天性疾病，因為會造成日後肝臟硬化（liver cirrhosis）。不過，就算沒有腹部超音波篩檢，《兒童健康手冊》裡的「大便卡」也是早期診斷此疾病的好工具，藉由觀察新生兒大便顏色，就可以提早知道寶寶是否有膽道閉鎖等問題。

（4）腎臟超音波篩檢

這是最常「驚嚇」新手爸媽的項目。報告上輕描淡寫的一句「輕微水腎，兩個月後追蹤」，總讓家長們以為寶寶先天腎臟不好。哎呀，別擔心！如果報告書上寫著「輕微水腎」，這是新生兒常見的現象，大多數水腎在兩、三個月後，都會恢復正常大小。但如果醫師寫的是「嚴重水腎」，就必須徹底檢查是什麼問題讓寶寶腎臟嚴重水腫。其他如腎臟萎縮、多囊性腎臟等，也都是比較不正常的結果，需轉介小兒腎臟專科醫師判讀。

如果您的寶寶有「輕微水腎」，照顧上應該注意些什麼呢？答案是：完全不需要特別照顧，喝奶正常喝、尿布正常換，一切順其自然。只要記得一件事：未來如果寶寶有因為無緣無故發燒而就醫，請跟醫師稍微提醒一下：「寶寶當初在新生兒篩檢時有發現輕微水腎，可以幫忙檢驗尿液嗎？」這樣就可以了。

（5）心臟超音波篩檢

不用多做解釋，目的當然是檢查寶寶是否有先天性心臟病。心臟超音波報告也有一些嚇唬人的診斷名詞，比如說「卵圓孔未閉合」、「心房中隔缺損」、「輕微肺動脈狹窄」等診斷，其實是小毛小病，卻常常讓家長很擔心。

首先，出生時卵圓孔未閉合是十分常見的現象，其中九成嬰兒的卵圓孔會在三個月內關閉。也有少數人的卵圓孔到了成人時期還沒有閉合，但因為不會有任何症狀，所以「幾乎不需要治

黃醫師聊聊天

我認為，將自費超音波篩檢的報告書直接寄到家長的信箱，是很殘忍的做法。我已經碰過太多的媽媽，因為報告書上寫的疾病，連續哭了一個禮拜，來到我門診時才知道，她的寶寶根本沒有病！不要找那種會嚇唬人的醫師──除非您有自虐傾向。

療」。心房中隔缺損也是另一個「不會有症狀」的疾病，兒童期只要追蹤即可，只有少數人在兒童期之後還沒閉合，才需要用心導管手術將洞補起來。總之，嬰兒期的卵圓孔未閉合、心房中隔缺損、肺動脈狹窄等，暫時都不需要處理，也不會影響心臟功能，擔心？大可不必。

最後給各位家長一個經驗談，**如果要為寶寶保險的話，請「先保險」，再做自費超音波篩檢**。請注意，我這裡討論的是「自費」檢查，而非政府免費提供的代謝疾病篩檢，或是有藥物可治療的罕病基因檢查，以及醫師建議的健保超音波檢查，這些都不能拖延。只有所謂「自費超音波」，可以延後一些時間執行沒問題。因為有很多保險公司不管輕微水腎是否常見，或者腦部囊腫是否良性，只要看到不是正常，一概拒保。我看過許多家長疲於奔命，寶寶明明很健康，就為了一張「正常」的診斷書，反覆回診追蹤超音波，徒增困擾，何苦來哉？切記！保單到手，再來自費超音波篩檢。

4. 找一位適合的小兒科醫師

由前述的結論可以知道，一位合適且能溝通的小兒科醫師，對寶寶的健康與家長的心情，是非常重要的。如何分辨誰是好的兒科醫師呢？有三個重要的指標：第一，問診與身體檢查要仔細；第二，不隨便開藥，或隨便開立抗生素；第三，願意花時間解釋病情或檢查結果。

要怎麼知道醫師身體檢查是否仔細呢？告訴大家一個小祕訣：如果替嬰兒看診的時候，會細心的把尿布解開檢查的醫師，就算是符合「仔細」的條件了。至於開藥的內容，看看藥單的項目，一般不要超過七種，若是藥物能控制在四種之內，可以算是非常貼心的小兒科醫師。最後一項「清楚解釋病情」，就要看醫師與病人之間是否有「默契」。至少，家長要聽得懂醫師講的話，溝通順暢，而醫師也肯花時間解釋到讓您大致了解狀況，才算圓滿達成。

十八歲以下的兒童，最好固定給一、兩位信任的小兒科醫師看診。家長不要自作聰明，依症狀自己去找耳鼻喉科、泌尿科或胸腔科看診，這樣不是很正確的做法。非兒童專科的醫師並沒有接受兒科醫師養成的三至五年訓練，許多兒童的問題，也不盡熟悉。不管孩子生了什麼病，呼吸道

黃醫師聊聊天

在大醫院裡，一個小兒科部門裡還分成很多次專科，比如說小兒腸胃科、小兒感染科、小兒腎臟科等。同樣是腸胃科醫師，小兒腸胃科醫師和大人腸胃科醫師，看的疾病範疇是天差地遠，對於診斷與治療的學問也大不相同。當病童從診所轉診大醫院的時候，診所兒科醫師會根據疾病，推薦醫學中心裡最符合症狀的小兒次專科醫師。若是家長自己求診，通常門診表上會有「醫師專長」一欄，可以做為參考。

也好、腸胃道也好、皮膚病症也好，應該先讓您信任的那一位小兒科醫師診斷之後，在必要的狀況下轉診，才是最好的模式。根據統計，藉由這種模式看診的醫療糾紛最少，相對的正確診斷的機率也比較高，我想這才是兒童保健之福。

兒科門診可以諮詢什麼？除了疾病之外，身體發展可以詢問，兒童飲食可以諮詢，心理發展也可以問問。很多家長覺得醫師只負責看病，有營養餵食相關問題，竟然跑去問「賣奶粉的老闆」，這實在非兒童之福！我真心希望每一位家長都能找到熱心衛教的兒科醫師，因為這是我們的專業，也是我們的職責所在——讓您家寶貝未來十八年內，都可以健康快樂的成長！

在這裡也特別建議父母，準備一本《安心做父母，在愛裡無懼》（親子天下），搭配本書一起成為育兒參考書，當遇到兒童身體健康或心理教養問題，都可以在這兩本書裡找到正確的答案。

黃醫師聊聊天

我臺語不好，所以有些只會講臺語的阿嬤，常常聽不懂我說的憋腳臺語。對她們而言，我真的不是一位「溝通良好」的小兒科醫師（笑）。

3 疫苗Q&A

寶寶出生之後，最令人困擾的事還包括繁雜的疫苗計畫。翻開《兒童健康手冊》後面摺頁，就是一張「預防接種時程及紀錄表」，顏色有紅色、藍色、黃色，看起來有些混亂。這張表其實並不難解讀，但是因為疫苗政策每年會有些許變動，很多家長手上的那一份時程表是舊版的，打的疫苗常常不是上面所寫的疫苗。

疫苗的時程

如果想要知道最新版本的時程表，可以上疾病管制局網站，就可以看到最新版的疫苗時程表。

我另外也將目前最新的版本附在本書最後面，家長可以參考。這張圖告訴家長，寶寶多大的時候，可以打什麼疫苗；除了第一格「B型肝炎免疫球蛋白」並不是每個人都要打，其他的格子都要打完蓋章，才能上小學。除了「卡介苗」是預防嚴重結核菌感染，可能大家無法從字面上猜測出來，其他疫苗是用來預防什麼疾病，都寫在名稱上了。

我幫各位家長算過了，公費接種的疫苗到小學共需要打十九針；如果每年的流感疫苗也算進去，大約是二十五針左右。想要讓孩子不害怕打針，可以跟孩子一起閱讀《阿布與小樂》（轉向文化）繪本，是經過臨床實驗得出的有效方法。

臺灣的幼兒公費疫苗政策領先全球，幾乎所有重要的疫苗都可以免費接種，自費疫苗項目已經所剩不多，生在臺灣的孩子真是幸福啊。二〇一五年，十三價肺炎鏈球菌疫苗納入公費；二〇一八年，A型肝炎疫苗納入幼兒常規疫苗項目，目前需要自費的疫苗，只剩下口服輪狀病毒疫苗，某些縣市政府甚至也有補貼費用。

另外日本腦炎疫苗原本只能每年三月到五月接種的規定，目前也已經取消，只要滿一歲三個月就可以打了。

輪狀病毒疫苗

如果您家的寶貝曾經因為嘔吐或腹瀉而求醫，應該對於輪狀病毒這個名詞不陌生。輪狀病毒感染每年造成全世界五十萬個嬰幼兒死亡，尤其是在中低收入的落後國家。雖然，在臺灣因醫療水準高，死亡率極低，但估計，每年仍有約半數五歲以下的幼童因感染輪狀病毒而入院，其中，又以六個月至兩歲的幼兒最容易被感染。

目前有兩家藥廠製造輪狀病毒疫苗，產品名稱分別是羅特律（Rotarix）以及輪達停

（Rotateq）。這兩種疫苗都只能在嬰兒六週大以後開始服用，主要的差別在於「羅特律」只要吃兩劑，每劑必須相隔一個月以上，在寶寶二十四週大之前吃完即可；而「輪達停」則要吃三劑，也是相隔一個月以上，在三十二週大之前服用完畢。超過三十二週（約八個月）之後，就不可以再吃輪狀病毒疫苗了。

兩種口服疫苗效果都很好，也證實對人類較流行的五種血清型輪狀病毒皆有效，對於嚴重腹瀉的保護力都在八五％至一〇〇％左右，而對輕微的輪狀病毒感染也有六三％至七三％的保護效果。兩種疫苗上市後到目前為止，追蹤安全紀錄仍然非常良好，全球已經投予上千萬劑的疫苗，都沒有什麼特別不良副作用的報告。

嬰兒口服輪狀病毒疫苗常常碰到的問題是：如果服用後吐掉了，要不要再補一劑？答案是：不用再補，只要有吞進去一點點就會有反應。但是有腹瀉或嘔吐症狀的嬰兒，應延後接種。

口服輪狀病毒疫苗目前臺北市、桃園、新北、竹北陸續開放補助，讀者可至居住地政府詢問是否有補助。相較於過去兩、三劑加起來動輒五、六千元的負擔，現在給寶寶吃輪狀病毒疫苗，荷包真的是輕鬆許多！

肺炎鏈球菌疫苗

肺炎鏈球菌會造成的疾病包括肺炎、中耳炎、鼻竇炎、腦膜炎，甚至敗血症等。這麼重要的致病菌，人類當然會想要發展出疫苗來對抗它。目前政府公費的肺炎鏈球菌疫苗，採取2+1的接種時程，也就是在第二個月、四個月，以及一歲之後，一共三劑的接種時程。有些醫師會建議六個月大的寶寶，自費接種一劑肺炎鏈球菌疫苗，提供嬰兒多一層的保護，這做法並無不可。高危險群的幼童，例如脾臟缺損、先天免疫功能不全、人工電子耳植入者、慢性疾病、腦脊髓液滲漏、接受放射治療、器官移植等，則建議在二至六歲之間，多接種一劑肺炎鏈球菌疫苗。

必須注意的是，肺炎鏈球菌疫苗雖然也可以預防中耳炎與鼻竇炎，但疫苗對於這兩種病的預防效果都只有三〇％左右，所以即便接種了疫苗，還是會得到中耳炎喔！但疫苗還是要打，因為它可預防高達八〇％以上的肺炎和腦膜炎，自從肺炎鏈球菌疫苗改公費之後，現在臨床上嚴重肺炎與腦膜炎的病童，真的是少之又少了！臺灣孩子真幸福。

除了公費的十三價肺炎鏈球菌疫苗之外，國際市場上還有一種自費的十價疫苗，除了對抗肺炎鏈球菌，還可同時抵抗「嗜血桿菌」，對中耳炎多了一層保護。但因為十三價疫苗已經公費接種，十價疫苗已經退出臺灣市場，未來可能會再引進。

如果爸爸媽媽對流感疫苗的安全性有所擔憂，可以上網搜尋「黃瑽寧」+「流感疫苗」+「安全性」等關鍵字，找到您想知道的答案。

流感疫苗

從二〇一九年秋冬開始，不論公費或自費流感疫苗，已全面由四價流感疫苗取代，這樣的改變絕對能讓流感疫苗的保護力再度提升。六個月以上的嬰兒，就可以在每年十月，接種公費流感疫苗。第一次接種流感疫苗的寶寶，相隔一個月要接種第二針，保護力會比較好。如果第一劑打完，忘了補第二針，或是當年的疫苗缺貨，到了第二年的流感季，依然只需要打一針，不需要重頭再來。

小孩不需要先吃過雞蛋，再來接種流感疫苗，這個網路謠言是錯誤的。事實上就算是雞蛋過敏的人，由於新的流感疫苗製作方法更進步，一樣可以安心接種。

水痘疫苗

近期國內爆出多起水痘群聚感染事件，不少人以為小時候打過水痘疫苗就一勞永逸，但其實不然。水痘疫苗其實有「時效性」，即便打過了也可能隨著時間失效、抗體不足，導致再次被傳染水痘。不過幸好，只要接種過水痘疫苗，就算再感染，嚴重度都很輕微，身上水泡大約二十顆，不會太癢，併發症也少，基本上不用太過擔心。

有些兒科醫師會鼓勵家長比照美國的制度，在五歲左右，自費接種第二劑水痘疫苗，避免在小學時群聚感染，這樣的做法也並無不可。

有關疫苗注射常見的疑問

一般父母常常擔心的問題是，疫苗打完會不會發燒？一起打會不會比較多副作用？自費疫苗要不要打？生病可不可以打疫苗？讓我一一來回答。

疫苗打完會不會發燒？在過去的經驗當中，最會引起發燒的舊型三合一疫苗已經取消，全部改用新型「白喉、破傷風、非細胞性百日咳、b型嗜血桿菌及不活化小兒麻痺五合一疫苗」❷。因此，**以現行的疫苗來看，幾乎都不太會引起發燒了**。其中水痘疫苗與麻疹腮腺炎德國麻疹混合疫苗這兩種，並不會引起立即的發燒，但是可能在一、兩週後才發燒，家長必須要辨明之。其他副作用在《兒童健康手冊》上都有詳述，醫療院所也應該提供這些資訊，大致上參考即可，發生率極低。

疫苗可不可以一起打？當然可以！而且還好處多多。如果兩、三針一起打，免疫效果一樣可以達到，這是第一個好處；寶寶不用頻繁的跑醫院或衛生所，減少被感染的機會，這是第二個好處；要痛就一次痛完，不要讓寶寶一直經歷到醫院的痛苦，這是第三個好處。且如果都按照表列的時程進行，同一個時段最多只會打到三針，其實也沒有很多。

唯一要提醒的是，如果您的孩子曾經有熱性痙攣，那麼「肺炎鏈球菌疫苗和流感疫苗，不適合同時接種」，可能增加發作的機率。

本書最後附上的表格是依照疾病管制局資料所改編的「我國現行預防接種時程」，另將自費疫苗的時程都加進去，提供給爸媽做參考。由上到下，只要時間點有重疊的疫苗，都可以一起接種，不會有任何問題。

自費疫苗要不要打？從小兒科醫師的角度來看，一個疫苗上市，必定有它的醫療貢獻，如果經濟上許可的話，應該都要接種。打疫苗就像是買保險，買的保險越多，雖然越花錢，然而要是真正遇上意外，就算不得什麼了。疫苗也是一樣，如果您的寶寶得到上帝的眷顧，完全不會生病，那麼這些疫苗的確是不需要接種。但萬一真的不幸生病了，恐怕

注❷：過去還有一種「六合一疫苗」，但目前因為五合一疫苗變成公費之後，已經沒有市場可言，因此臺灣目前找不到這種疫苗了。

屆時再回想起沒有幫小孩接種疫苗的疏忽，必定後悔不已。

生病可不可以打疫苗？這裡提醒所有的讀者，除非發燒，或者有急性症狀的孩子不能打，其他狀況都可以打疫苗。過敏性鼻炎？當然可以打；小感冒？當然也可以打；中耳積水？也可以打。總之時間到了，沒有發燒，大致上都可以放心的接種疫苗。

第二章

寶寶常見的各項表徵

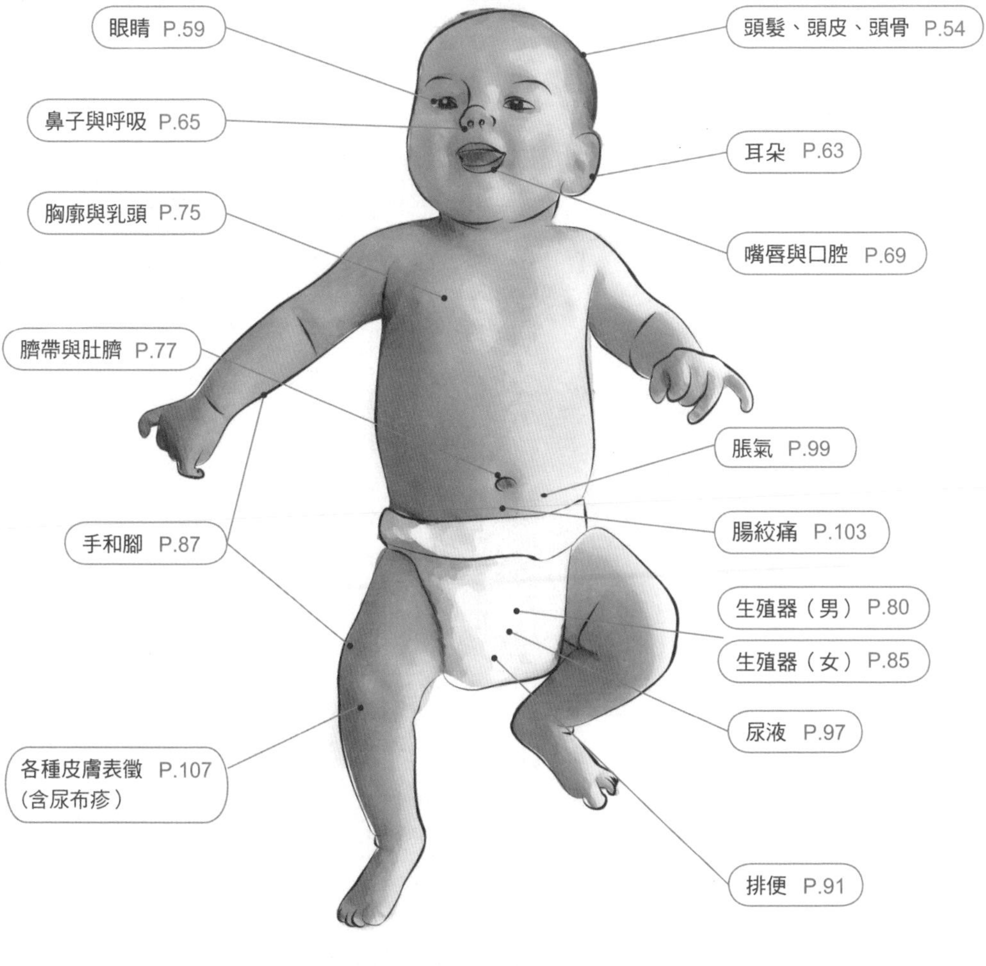

囟門凸出或凹陷

摸到寶寶的頭，第一個令人擔心的就是那頭蓋骨上，鬆鬆軟軟的「囟門」。看過武俠小說的爸爸媽媽，免不了想起那梅超風的九陰白骨爪，搞得大家不敢碰寶寶的腦袋瓜。其實別擔心，嬰兒頭顱上的囟門，覆蓋著堅韌的纖維膜，保護著寶寶的腦袋瓜，所以再怎麼用手指頭戳，也不可能戳破啦！（請勿真的嘗試，雖然戳不破，還是會痛的）

有些父母很用心，上網讀到「囟門凸出可能是腦壓升高」，又或者知道「囟門凹陷要小心脫水」，一摸之下囟門若有似無，急急忙忙就因此送醫院。這裡告訴大家，很多寶寶躺著的時候囟門摸起來都會凸凸的，這不是腦壓高，是正常的現象。腦壓高至少要合併嘔吐、眼睛轉動異常、頭圍變大等跡象，不會只有單純的囟門凸出而已。

還有一些寶寶頭骨長得又硬又厚，囟門被埋在底下，摸起來好像陷下去一般，被誤認為是脫水。其實真正的脫水也要合併精神不濟、小便減少等症狀，切勿杯弓蛇影喔！其他囟門的問題可以在打預防針的時候詢問小兒科醫師。至於什麼時候屬於緊急狀況，請看第五十八頁「送醫的時機」。

脂漏性皮膚炎

我平均每看一次門診至少要被問五次：「醫師啊，頭上那個黃黃油油的『痂皮』，怎麼摳都摳不完，好不容易摳掉又會冒出來，怎麼辦？」看著寶寶頭皮被摳成紅紅一片，真是慘不忍睹！各位家長，頭皮上的痂皮，叫做「嬰兒脂漏性皮膚炎」，二〇％的正常寶寶都有這個小毛病喔！嬰兒脂漏性皮膚炎大約在兩個月到六個月大的時候發生，之後就會漸漸消失了，除了頭皮上有，眉毛上也常常發生。

這些油油的痂皮，是來自媽媽的荷爾蒙刺激寶寶的皮脂腺過度分泌導致。有些寶寶的痂皮長得非常誇張，多到整個頭皮像是戴了一頂油油的安全帽，即便這種狀況依然不要緊，只要**用清水按摩沖洗，到**

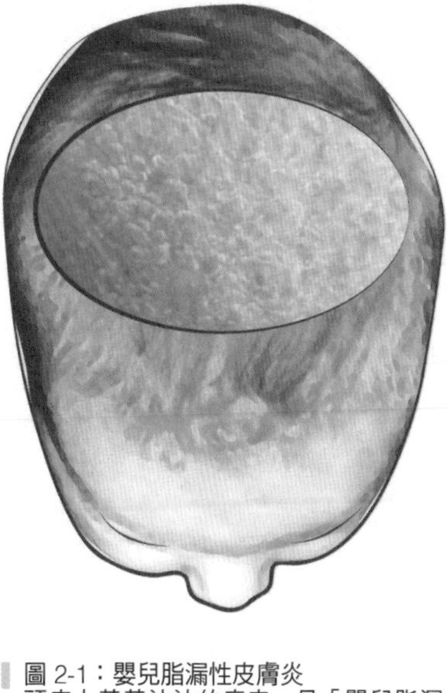

圖 2-1：嬰兒脂漏性皮膚炎
頭皮上黃黃油油的痂皮，是「嬰兒脂漏性皮膚炎」。20%的正常寶寶會有這個小毛病，約 2-6 個月大時會發生，之後就會漸漸消失了。

了六個月大時自然會脫落喔！如果家長愛漂亮，看到寶寶的頭皮這樣很難過，可以塗抹輕微的類固醇藥膏，一週之後，症狀就會減緩。

掉髮

臺灣流行幫初生的寶寶剃頭，剃完頭幾個月以後，寶寶後腦杓的頭髮就會開始不見，看起來好像禿頭一般。天啊！寶寶怎麼才出生沒多久就開始掉頭髮了呢？有些媽媽會抱怨：「一定是因為仰睡，頭皮一直磨，才把頭髮都磨掉了！」喔不，不是這樣的。嬰兒掉髮是一種正常的現象，因為新生頭髮的新陳代謝快，第一批頭髮很快就會脫落，所以才有嬰兒暫時禿頭的現象，等第二批頭髮長出來以後，就不會再禿頭啦！

腫瘤？淋巴結？

摸摸寶寶的後腦杓，咦？怎麼有一、兩顆圓圓的、有點彈性、揉它會動來動去、黃豆大小的「腫瘤」？放心，這不是腫瘤，這是正常的「淋巴結」。

寶寶的皮下組織裡藏了好幾百顆淋巴結，用來保護他們不受感染。剛出生的時候，淋巴結可能摸不太到，等到寶寶幾個月大時，會有幾顆淋巴結越來越大，直到學齡年紀都還摸得到。

除了後腦杓，還有哪些地方摸得到淋巴結呢？包括耳朵後面、脖子、胯下，都是爸媽們會摸到淋巴結的地方。這些淋巴結只要符合四個條件：「質地軟有彈性、有滑動感、小於一．五公分、壓不會痛」，就可以安心觀察，但切忌一天到晚去搓揉它們。

頭殼變形

有些寶寶出生兩個月後，頭殼有點變形，看起來「頭歪歪」。一問之下，發現寶寶睡覺老是倒向同一側，久而久之，頭殼就變形了。

寶寶頭部可塑性的最佳時機是在出生後六個月內，之後漸漸硬化，等寶寶兩歲以後，就很難再改變了。所以爸媽可以幫忙在六個月內矯正寶寶的頭型，怎麼做呢？第一，在寶寶三個月之前仰睡時，記得將他的頭左右輪流擺位，當大人抱嬰兒時，也學習左右手輪流抱。第二，當寶寶已經會自己轉頭的年齡，如果寶寶喜歡歪向左側，就讓他躺下時左側面向牆壁，並且將一切有趣的玩具、鈴鐺，都放在右側，吸引他轉頭；親朋好友想跟寶寶互動玩耍時，也盡量從右側接近嬰兒。第三，讓寶寶三不五時，趴在爸爸媽媽的身上玩耍，訓練他頭部與背部的肌肉，就不會整天躺著把頭壓扁。

但是有一種「先天性斜頸症」，不管怎麼矯正都無效，需要進一步治療才會痊癒。如果您在寶寶的脖子摸到一條硬邦邦的肌肉（尤其是頭歪的那一側頸部），表示可能是真正有問題的先天性斜頸，應盡早就醫。

最後，有些寶寶出生時有頭皮下血腫，或者頭皮水腫，這些都要好幾個月才會消失。其中，頭皮下血腫有時會先慢慢鈣化變硬，然後才恢復正常，家長不用緊張，要耐心等待。

送醫的時機

1. 寶寶的囟門本來已經縮小，突然又開始越變越大。
2. 寶寶三天內曾撞到頭，一直嘔吐，而且囟門摸起來又凸又硬。
3. 新生兒頭皮下血腫越來越大，淤血腫到耳朵後面，要馬上送醫。

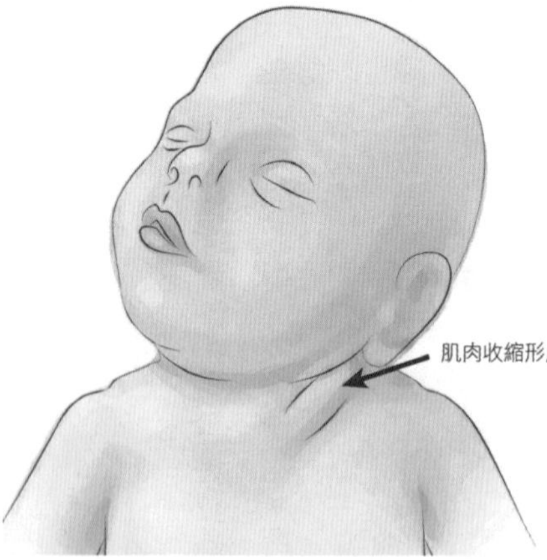

圖 2-2：先天性斜頸症
寶寶脖子上有一條硬邦邦的肌肉（尤其是頭歪的那一側頸部），可能就是「先天性斜頸」，需要進一步治療才會痊癒，應盡早就醫。

2 眼睛

視力

初生嬰兒除了光線，什麼也看不見，約一個月才稍微看得見東西，這時候眼睛可以跟著物體移動。兩個月大的時候，寶寶可以看到眼前約二十公分的事物，眼前二十公分之外則是模糊的，此時也可看到光線及簡單形象，會特別喜歡玩手、注意會閃閃發光的東西。四到六個月的時候視力約為〇．一，看到東西時已經會想要伸手去抓。之後手、眼協調不斷進步，到三、四歲時就可達到成人的視力了。

眼白出血

初生寶寶在眼白的地方有時候會有小小的出血，這是生產過程擠壓所造成，大約兩到三週就會不見了。

黃疸的嬰兒眼白看起來會黃黃的，尤其是喝母乳的孩子更為明顯，顏色會殘留超過一個月。要注意的是，**由眼白的顏色深淺來看黃疸值是不準確的**，必須由有經驗的醫師護士來評估，或是抽血檢驗才準確。

分泌物

「我的寶寶常常淚眼汪汪，或者有很多分泌物，從出生就這樣子，這是怎麼回事呢？」別擔心，這是鼻淚管阻塞的緣故。我們來看看〈圖2-4〉，小寶寶的眼淚從眼睛外側上緣的淚腺分泌，然後流過眼球表面，從鼻子旁邊的「鼻淚管」流進鼻腔。然而許多新生兒的鼻淚管沒有完全打開，導致「下水道水管不通」，需要一段時間才會完全通暢。

那要如何讓鼻淚管早日打開呢？可以每天幫寶寶做鼻淚管按摩，在鼻子上端兩翼的地方，用大人的食指由上往下按壓疏通。九〇%的寶寶在八個月大前就不會再淚眼汪汪，但若一歲後仍然不通，就必須請眼科醫師幫忙囉！

如果真的有細菌性結膜炎，眼白的部分會泛紅，加上分泌物會非常多，甚至流膿，此時才需要趕快帶去醫院檢查與治療。

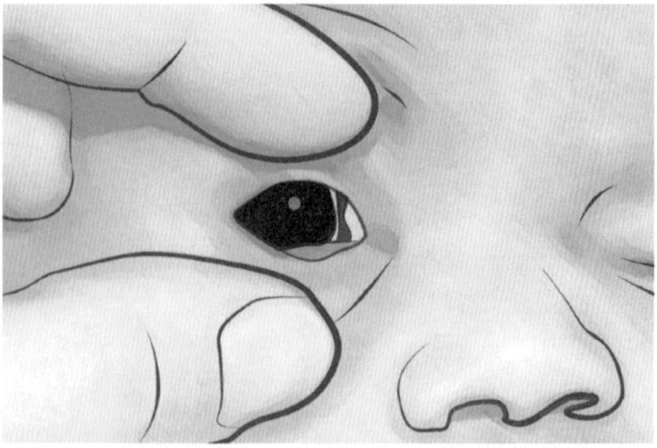

圖 2-3：新生兒結膜下出血
寶寶在眼白的地方有時會有小小出血，此為生產過程擠壓所致，大約 2 到 3 週就會不見了。

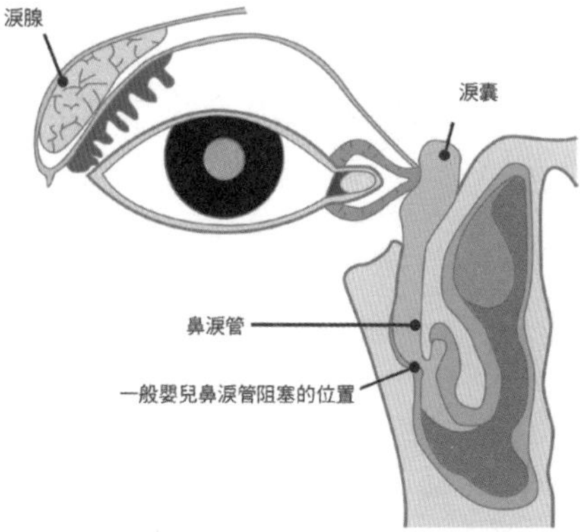

圖 2-4：寶寶眼睛的分泌物
許多新生兒的鼻淚管沒有完全打開，導致眼睛分泌物過多。
但若眼白部分泛紅，分泌物過多，甚至流膿，可能是細菌性結膜炎。

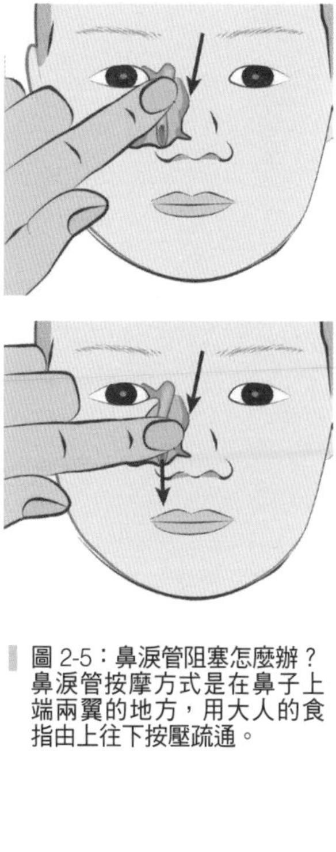

圖 2-5：鼻淚管阻塞怎麼辦？
鼻淚管按摩方式是在鼻子上端兩翼的地方，用大人的食指由上往下按壓疏通。

假性斜視

「寶寶有鬥雞眼或斜視？」東方小孩在嬰兒時期最常被誤會有這兩個問題。東方人的雙眼眼距較寬，尤其在嬰兒時期最為明顯。眼白的地方如果被鼻樑旁邊的眼皮蓋住，看起來就好像鬥雞眼一樣；寶寶如果左看右看，也容易被誤認有斜視，但這些都是寶寶正常的「假性斜視」。那要如何判斷寶寶有沒有斜視呢？簡單的方式就是在距離寶寶約二公尺左右的距離，拿手機對寶寶使用閃光燈拍照（請放心絕對不會有問題），如果反光點都落在兩眼對稱的位置（比如都落在瞳孔正中央），那麼就不用擔心囉！

送醫的時機

1. 出生後不久眼睛開始流膿。
2. 六個月大的嬰兒，眼光仍游移不定，無法定睛看人。
3. 拍照時嬰兒左右眼反光顏色始終不同，單眼總是灰濛濛的。

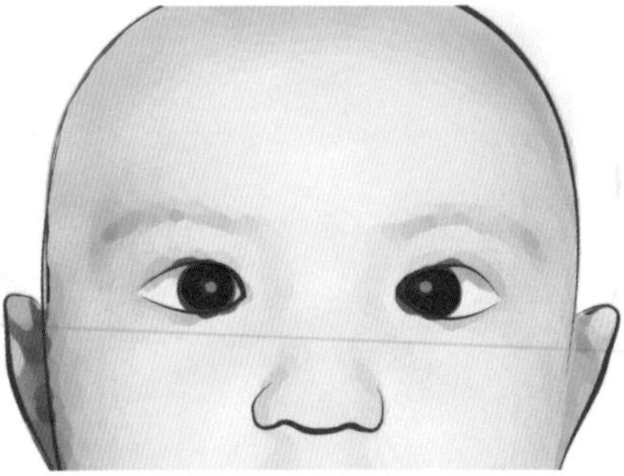

圖 2-6：嬰兒假性斜視
拿手機在距離約 2 公尺處，對寶寶使用閃光燈拍照，如果反光點都落在兩眼對稱的位置（例如都落在瞳孔正中央），那麼就不用擔心囉！
如果發現左右眼反光顏色始終不同，某隻眼睛總是灰濛濛的，要快找醫師檢查（有可能是罕見腫瘤）。

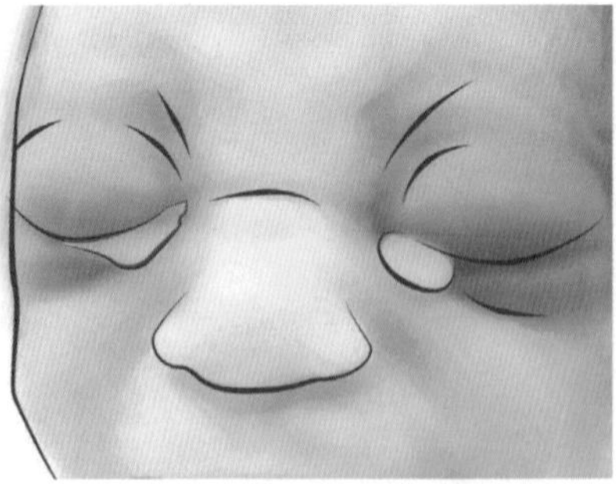

圖 2-7：新生兒眼睛若感染淋病雙球菌，出生後不久會眼睛流膿，必須盡速就醫。

3 耳朵

不必清耳屎

關於寶寶的耳朵，我最常被問到的問題就是：「醫師，到底要不要幫寶寶清耳屎？」我的回答是：「不用。」那耳屎這麼多，如果塞住怎麼辦？別擔心，**耳屎多了自然會掉出來，不用刻意去掏**。耳屎的弱酸性物質、可以抗菌，驅蟲，對聽力的影響也不大，不需要勤奮的挖。那中耳炎呢？喔！別想太多，**中耳炎和耳屎一點關係也沒有**（在第四章我會針對中耳炎做詳細描述）。大部分媽媽幫寶寶掏耳屎的結果，都使耳屎被推得更裡面，或者傷了耳道，造成寶寶外耳發炎，得不償失。

淋巴結

前面寶寶頭皮的部分，我有提到淋巴結這個組織，在寶寶的耳朵後面也會有，圓圓軟軟，摸起來有點彈性的東西。這是正常的，不用管它。

黃醫師聊聊天

很多家長都誤以為耳屎不掏乾淨會感染，其實常常掏耳朵反而增加外耳感染的機率。至於中耳炎，則跟耳屎一點關係也沒有喔！

耳前廔管感染

有些寶寶有耳前廔管，就是耳朵前面皮膚上有個小小的洞，這也是很常見的問題。絕大部分的耳前廔管都沒有症狀，沒有症狀的耳前廔管就不需要開刀，除非有細菌感染、化膿潰爛，才需要治療。要怎麼預防廔管感染呢？就是不可以拿牙籤或棉花棒等尖物去挖它，也不要刻意去擠壓它。有耳前廔管的寶寶，**建議注意一下聽力檢查結果，有少部分寶寶會合併聽力障礙。**

送醫的時機

1. 耳朵有東西一直流出來。
2. 小寶寶一直摸同一側耳朵，並且哭鬧。
3. 耳前廔管化膿。

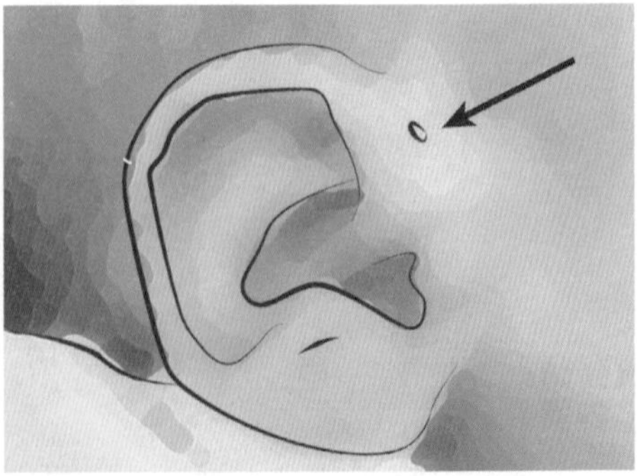

圖 2-8：耳前廔管
耳朵前面的皮膚上有個小小的洞，就是耳前廔管。耳前廔管除非有細菌感染、化膿潰爛，才需要治療。

4 鼻子與呼吸

呼吸又喘又大聲

新生兒的呼吸次數每分鐘約四十到六十下，比大人快很多，因此，要分辨寶寶是否呼吸很喘，不能計算呼吸次數，而是要看呼吸是否很費力。費力與否的指標有兩個，第一，是肋骨凹陷；第二，是發出唉哼聲。如果有這兩種情況，就要立刻送醫急救，千萬不要延遲。至於有些寶寶偶爾呼吸會憋氣或大力的呼吸兩、三下，這些都是正常的動作，毋須擔心。

每次健兒門診，十位媽媽當中有八位會說：「醫師，寶寶呼吸很大聲、鼻塞、有痰音，大老遠都聽得見！」真的好多人都有這個問題啊！其

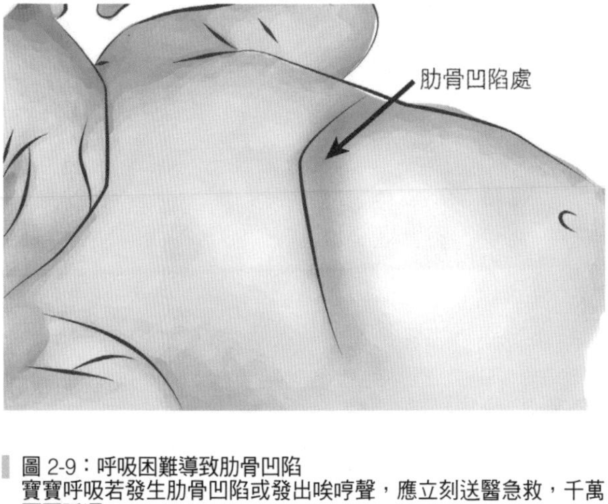

圖 2-9：呼吸困難導致肋骨凹陷
寶寶呼吸若發生肋骨凹陷或發出唉哼聲，應立刻送醫急救，千萬不要延遲。

寶嬰兒呼吸大聲有痰音，是因為鼻腔裡分泌物過多，或者堆積髒東西所造成。嬰兒的鼻道本來就很狹窄，都市空氣之中看不見的灰塵又很多，導致鼻腔分泌物增加，再加上嬰兒吞嚥口水或分泌物的功能還不是很健全，造成鼻腔常常像小淹水一樣，唏哩呼嚕的。這種呼吸很大聲的嬰兒，只要活力佳，食欲不受影響，生長發育沒什麼問題，也都睡得著，就不需擔心。

如果這樣還不放心？來，教大家一些解決的方法：第一，戒菸！以及處理掉各種屋內燃燒的物質；第二，使用空氣清淨機（如：Honeywell）使灰塵減少；第三，每天一到兩次，用母乳（或生理食鹽水）滴一、兩滴進去寶寶的鼻孔裡面，讓他打個小噴嚏，揉一揉鼻子，等待一分鐘後鼻腔溼潤了，再用吸鼻器清理鼻孔裡的分泌物與髒東西。

記得吸鼻器要買嬰兒專用的，最簡單叭噗型的那種，軟頭可伸進鼻孔裡的，鈍頭的很難吸。滴母乳到鼻孔裡是我老師的祕方，非常有效，不妨試試看，反正有益無害。另外有些媽媽會問我「要不要幫寶寶拍痰？」答案是：「沒有效啦！不用再拍了。」

軟喉症阻塞呼吸

有些寶寶呼吸聲音很大，是來自軟喉症。軟喉症是新生兒先天性喉部異常最常見的原因，顧名思義就是喉部的構造較軟，所以呼吸的時候結構會塌陷造成部分阻塞。

此病的特徵是吸氣時特別大聲，呼嚕呼嚕的，更嚴重的病例是隨時呼吸都很大聲。軟喉症雖然是先天性疾病，但並非一出生即出現症狀，可能會在出生一週後或一個月後呼吸才漸漸變大聲，通常在二至四個月時最厲害，也最吵。

軟喉症要開刀嗎？也不見得。如果孩子吃奶量正常，睡眠正常，體重都有增加，就不必特別擔憂，一歲之前就會自己好起來。如果孩子的軟喉症已經嚴重到影響吃睡和長大，可做雷射喉上整形術（戲稱「烤魷魚手術」），效果相當不錯，也不用挨刀子。

黃醫師聊聊天

所謂的雷射喉上整形術，就是把軟趴趴的喉部構造，比如說會厭軟骨，用雷射燒一燒。各位都看過軟趴趴的生魷魚，經過火烤一番，魷魚就慢慢翹起來，也變得較堅硬，這就是為什麼我們戲稱此手術為「烤魷魚」的理由。

送醫的時機

1. 嬰兒不只呼吸大聲，合併精神不佳、肋骨凹陷、發燒等急性症狀。
2. 嬰兒喝奶時鼻子完全塞住，需多次換氣才能喝完，而且嘴唇會發紫。

5 嘴唇與口腔

上唇乾澀

寶寶出生以後不管是喝母乳或吸奶瓶，都會摩擦到上唇造成有點像乾乾的痂皮。請放心，這是正常的，並不是脫水喔！

舌繫帶

不知道為什麼，臺灣人很喜歡剪舌繫帶。就我所聽到的理由，幾乎都是為了怕以後會「臭乳呆」（臺語），也就是講話發音不正確。

事實上，所有「臭乳呆」的孩子當中，只有一・一％左右跟舌繫帶有關，而且只會影響捲舌音，不會影響其他發音。

基本上，只要看到寶寶的舌頭可以舔到下嘴唇，沒有呈現「蓮花舌」（即舌繫帶太短，舌頭呈W型），就表示舌繫帶夠長了，也就不用挨一刀，這是我良心的建議。嬰兒只有一種情形需要剪舌繫帶，就是親餵母乳時，嬰兒的舌繫帶太短，無法有效的含乳與吸乳。這種情形在出生前幾天就會發生，寶寶吸不到乳汁，媽媽被寶寶咬到乳頭疼痛，加上醫師判定舌繫帶太短，才需要剪。

上唇繫帶

最近還有人流行給寶寶剪「上唇繫帶」，實在很無聊。目前沒有任何醫學標準顯示嬰兒有「上唇繫帶太短」的問題，所以，請不要被誤導了。

在牙科，雖有針對上唇繫帶的手術，但條件有三：第一，恆齒門牙完整長出來；第二，上唇繫帶會拉扯上唇內側黏膜到受傷或缺血變白的程度；第三，門牙間距過大。

如果六歲之後恆齒長出，有上述三個條件，才需要手術。

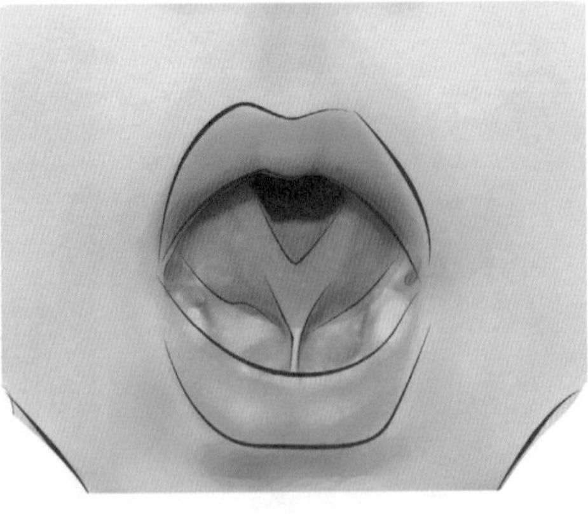

圖 2-10：舌繫帶太短之蓮花舌
寶寶的舌頭舔不到下嘴唇，即呈現「蓮花舌」，舌頭呈W型，表示舌繫帶太短。

口腔白點與鵝口瘡

現在的爸媽很厲害，會非常仔細的檢查寶寶的嘴巴，有時候會看到一些很小很小的白色斑點。放心，這些小白點不是腸病毒，只是正常嬰兒口腔裡會有的珍珠斑（Epstein pearls），長在寶寶的上顎；或者長在牙齦上的邦氏斑（Bohn's nodules）。這些白點都不用理會它們，將來自然會消失喔！

真正需要處理的是鵝口瘡。鵝口瘡是嬰兒口腔念珠菌感染，可以看到小嬰兒的臉頰內側黏膜上，有白色不規則的斑塊。怎麼分辨這些白斑是鵝口瘡還是奶塊呢？方法一：如果能用湯匙或手輕輕刮掉的，就是奶塊。如果刮不掉，或者是刮掉就流血了，那就是念珠菌感染。方法二：通常念珠菌不會「只有」長在舌頭上，如果您的孩子只有舌頭是白的，其他黏膜都正

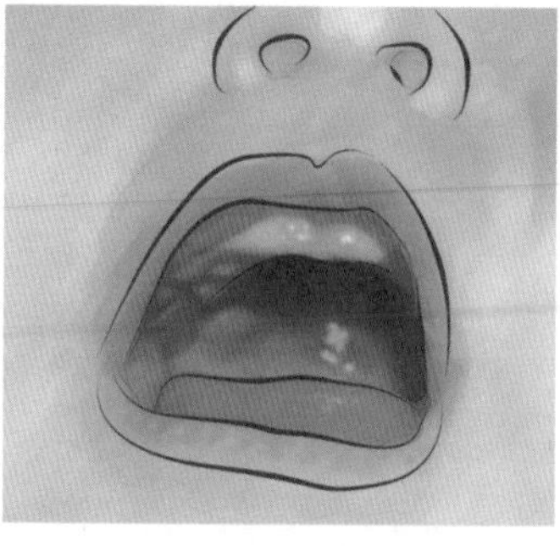

圖 2-11：嬰兒口腔之珍珠斑
寶寶的嘴巴上顎有時會有一些很小的白色斑點，這不是腸病毒，是正常嬰兒口腔裡會有的珍珠斑。

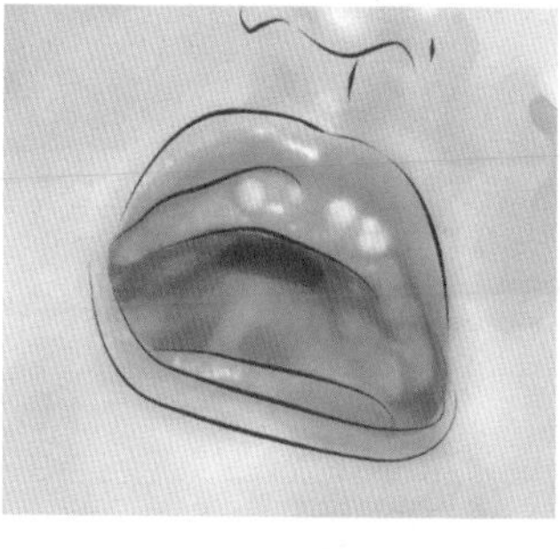

圖 2-12：嬰兒口腔之邦氏斑
邦氏斑是長在牙齦上的小白點。不用擔心，將來自然會消失喔！

常，那應該只是奶塊，沒有念珠菌。

念珠菌是一種黴菌，本來就存在寶寶的口腔內，與人類和平共存。如果寶寶吸奶時摩擦到奶瓶，或者平常吸吮奶嘴造成摩擦，輕微的刮傷口腔黏膜，念珠菌就會孳生在這些微小的傷口上。鵝口瘡會痛，所以如果鵝口瘡嚴重的話，寶寶會食欲不振，甚至哭鬧不安。

鵝口瘡的照護重點是：

1. **擦抗黴菌藥物**：使用「寧司泰定」（Nystatin）或「滅菌靈」（Mycostatin）藥物，一天擦四次。怎麼擦呢？在孩子吃完奶之後，用棉棒（或用紗布包著手指頭）直接塗抹在白色斑塊上。吃完奶後使用的原因，是因為我們希望藥物能停留在病灶上久一點，而不被奶水沖掉。擦一個禮拜的藥，或者擦到白白的斑塊消失後整整三天，才可以停藥。如果您是餵母乳，在您的「乳頭周圍」也要擦藥喔！

2. **改變餵奶習慣**：餵快一點，不要讓一餐拖延超過二十分鐘。餵太久會使黏膜不斷摩擦而刮傷，讓念珠菌有機可乘。

3. **改用杯餵奶**：如果念珠菌感染的地方很痛，讓寶寶哭鬧不肯吃奶，可以改用杯餵，

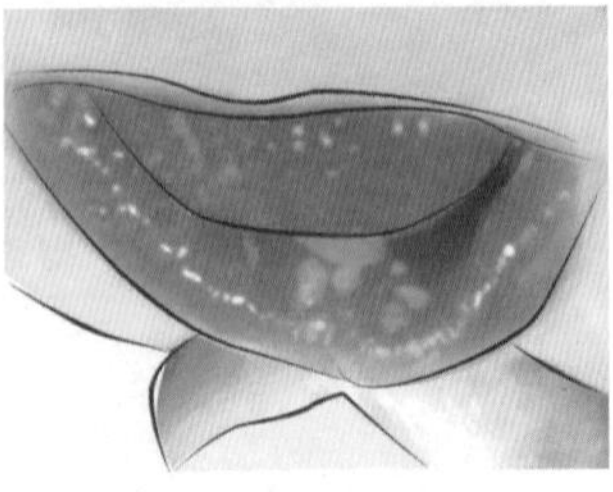

圖 2-13：嬰兒鵝口瘡
念珠菌感染的鵝口瘡是分布在寶寶臉頰內側黏膜上的白色不規則斑塊。

就不會摩擦到病灶。

4. **換新奶瓶嘴：**如果反覆感染念珠菌的話，請換一個新的、另一種比較不會刮傷黏膜的奶瓶嘴。奶嘴最好戒掉不用，非用不可的話則盡量只在睡前安撫使用就好。

5. **每天消毒奶嘴或奶瓶嘴：**必須浸泡在攝氏五十五度的水中十五分鐘以上，才能殺死念珠菌。

6. **注意尿布疹：**有口腔念珠菌者，屁股也可能有念珠菌感染的尿布疹。如果同時也發現尿布疹，一般的藥膏是無效的，應改擦抗黴菌藥膏（如「卡黴速停」，即 Canesten）才有療效。

如果擦藥都擦不好，請趕快就醫，讓醫師判斷是否有別的問題。

長牙

有些寶寶出生就有新生兒齒，或叫做胎生齒，發生率約千分之一。這些胎生齒如果搖晃，就要請醫師拔除，以免有一天掉進氣管造成窒息。

乳牙在寶寶出生時就已經在牙床裡發育完成，因此「長牙」只是時間的問題。寶寶大約八個月大時會開始長牙，有時候提早，或者延後到一歲三個月才長牙，都算是正常的，家長毋須過於擔心。

雖然鈣質是骨骼及牙齒發展的要件，然而只要營養攝取均衡，寶寶的生長發育正常，就沒有鈣質缺乏之虞。反而是過量的添加鈣片，會使過多不必要的鈣質經腎臟排出，增加腎結石的機會。

還有一個跟口腔相關、順帶一提的觀念，就是「**嬰兒長牙與發燒無關**」！這個觀念在臺灣人的習俗裡根深柢固，到現在還改不了。剛剛提到，長牙約在八個月大左右，這個時候來自媽媽的抗體正在逐漸消失，寶寶抵抗力開始減弱，所以有些病毒感染就在這個年紀發生，進而引起發燒，這跟長牙一點關係也沒有。認為發燒與長牙有關的媽媽會給寶寶冰敷牙齒，哎，沒有幫助啦！還是給醫師看一下有沒有哪裡感染才是對的。

送醫的時機

1. 寶寶唇色發紫。

6 胸廓與乳頭

乳頭腫塊

「哎呀！剛出生的寶寶，乳頭怎麼會腫腫的，好像有硬塊？」這是因為媽媽的女性荷爾蒙刺激寶寶的乳頭所造成的喔！乳頭的腫塊可能持續二到四週（餵母乳的寶寶可能持續更久），而且兩邊也許不對稱，這都是正常的。不要去擠壓它們，免得增加感染機率。

胸廓形狀

媽媽們對於寶寶胸廓的形狀總是很在意。常見的狀況包括：劍凸太尖、漏斗胸（凹）、雞胸（凸），或者兩邊的肋骨比較尖，這些都是正常的表徵，也不用開刀，長大以後胸肌比較結實就看不到了。

有些罕見的病例，如漏斗胸太嚴重，影響到心肺功能，那也是三歲以後才需要外科處理，不會在嬰兒期的時候開刀。

送醫的時機

1.乳頭紅腫嚴重、寶寶哭鬧不安，摸了會痛，表示有受到感染。

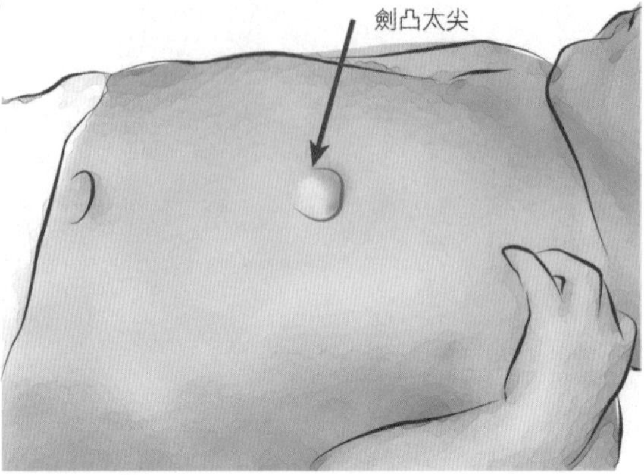

圖 2-14：劍凸太尖
劍凸太尖是正常的表現，不用開刀，長大以後胸肌比較結實就看不到了。

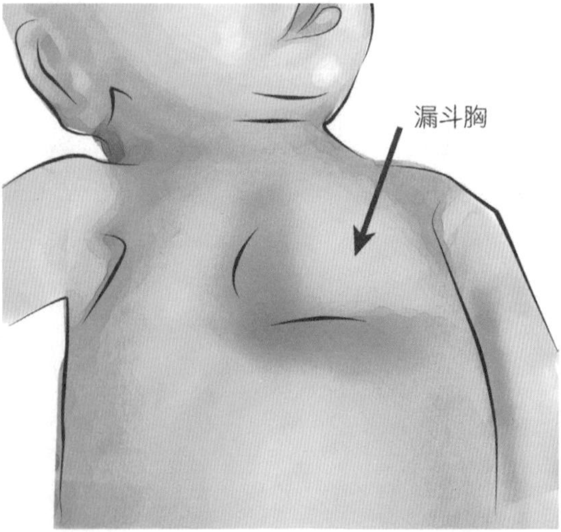

圖 2-15：漏斗胸
漏斗胸若嚴重到會影響心肺功能，3 歲以後才需要外科處理，不會在嬰兒期的時候開刀。

7 臍帶與肚臍

小小一個臍帶，常常是新手爸媽的緊張來源：有人擔心臍帶一直都沒有掉落，有人則擔心肚臍有分泌物，甚至有點血絲。不管碰到什麼狀況，我這裡教大家兩個訣竅，就是：「保持乾燥，繼續消毒」。

臍帶未脫落

現在的醫療環境如此發達，加上大部分父母照顧的品質都很高，寶寶會發生臍帶感染的機率真的非常低。如果臍帶感染細菌，肚臍周圍一定又紅又腫，寶寶一定又哭又鬧，可能還會發燒。因此，少許的分泌物，或者一點點血絲，都不是真正的感染，也不用害怕，只要「保持乾燥，繼續消毒」就可以了。

如果希望臍帶早日脫落，記得包尿布的時候把尿布稍微反摺，露出臍帶的部位，「保持通風」會比較快脫落。如果有包紗布的，記得不要太厚，稍微覆蓋一、兩層即可。臍帶掉一半的時候，也不用刻意去拔它，「保持乾燥，繼續消毒」，很快就會掉下來了。

臍帶脫落之後有些寶寶會有肉芽腫，還是老話一句：「保持乾燥，繼續消毒」，不用馬上去醫院。除非等到兩個月大的時候，肉芽腫還有分泌物，才考慮是否到醫院用硝酸銀燒灼癒合。

臍疝氣

到了兩個月大左右的時候，有些寶寶的肚臍會膨起好大一球，看起來很恐怖！這叫做「臍疝氣」，跟其他疝氣不同的是，它完全不用開刀。臍疝氣的形成，是因為寶寶的左右腹肌還沒有密合，使得中間有縫隙讓肚子裡的東西膨出（沒錯，可能會有小腸在裡面）。幸運的是，這裡的組織充滿彈性，所以小腸並不會卡死，非常安全，也不用開刀。

臍疝氣大部分在一歲左右會消失。有些老人家用銅板貼膠布蓋住臍疝氣的位置，「眼不見為淨」，千萬別這麼做，若引起溼疹反而得不償失。

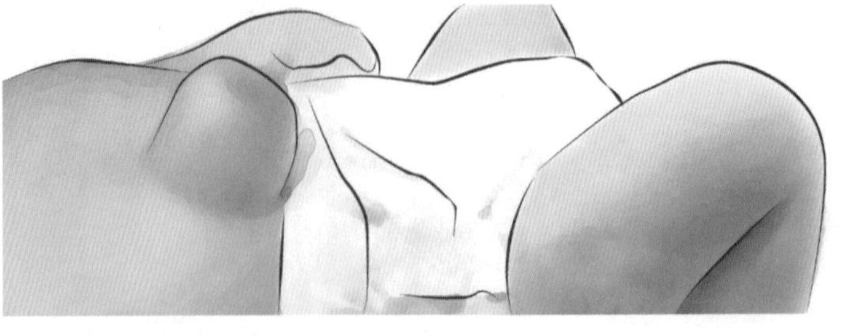

圖 2-16：臍疝氣
肚臍如氣球般膨脹即為「臍疝氣」，臍疝氣的形成是因為寶寶的左右腹肌還沒有密合，中間有縫隙讓肚子裡的東西膨出導致。

送醫的時機

1. 肚臍周圍「紅腫半徑大於兩公分」，寶寶疼痛哭鬧或發燒。
2. 肚臍分泌物有「屎味」或「尿騷味」。

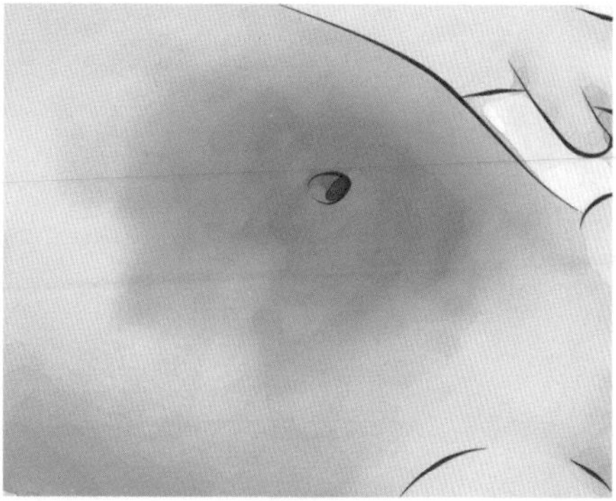

圖 2-17：真正的肚臍發炎
寶寶的肚臍周圍「紅腫半徑大於 2 公分」，並有肚臍分泌物，即為臍帶發炎。

學會分辨腹股溝疝氣

男生的生殖器最重要的就是要看睪丸是否有降下來，不過這很不容易分辨，還是讓專業的小兒科醫師摸摸看才知道。

我認為，爸爸媽媽要學會的，應該是分辨腹股溝疝氣。嬰兒腹股溝疝氣的形成，是因為用力大哭造成腹腔的壓力將寶寶的小腸推入腹股溝管，甚至滑進陰囊。腹股溝管的位置是在小雞雞的根部左上方與右上方的三角區，寶寶大哭的時候會鼓起來硬硬的，嚴重時小腸甚至會滑進陰囊，導致陰囊也腫起來，像香腸一樣。腹股溝疝氣還有一個特徵，就是當寶寶不哭平靜的時候，躺下來檢查，疝氣通常都會消失不見。

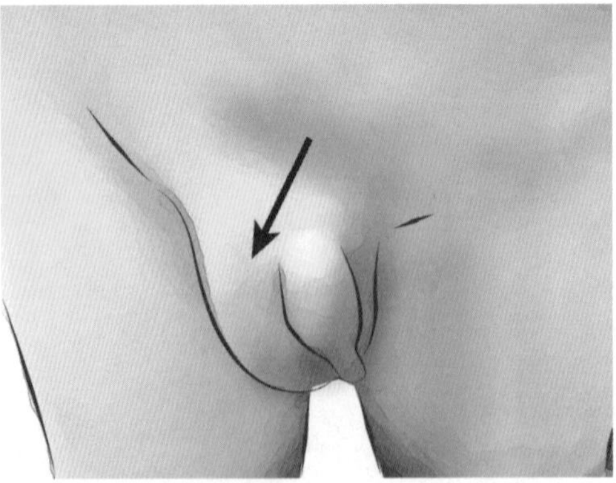

圖 2-18：嬰兒腹股溝疝氣
腹股溝管的位置是在小雞雞的根部左上方與右上方的三角區，若發現單側，甚至兩側的三角區隆起，導致陰囊腫起，即是嬰兒腹股溝疝氣。

因此，如果寶寶非常用力的哭鬧時，記得打開尿布檢查一下；如果爸媽有看到單側，甚至兩側的三角區隆起，摸起來硬硬的，加上寶寶一直哭鬧、腹脹、嘔吐，就應該趕快就醫開刀，以免小腸壞死。

陰囊水腫

至於另一個很容易與疝氣搞混的，就是陰囊水腫。陰囊水腫在一歲之前會反覆發作，也就是陰囊會忽大忽小，這些都是正常的。大部分陰囊水腫在一歲以前會消失，不需手術，也不會影響功能。

陰囊水腫與疝氣不同，嬰兒躺下之後依然存在，不會消失。當然，如果不確定到底是陰囊水腫還是疝氣，還是帶去給小兒科醫師看一下比較放心。

到底要不要割包皮？

最後我要討論的就是「割包皮」這個問題。在考慮給您的孩子割包皮之前，先問問自己，為了什麼理由要割包皮？是因為包莖嗎？還是怕感染？

現在兒科醫師都知道，每天在包皮上塗抹類固醇藥膏，不出數週，有八五％的寶寶包莖就開了，根本不需要手術。過去傳統的觀念是，若看到寶寶尿尿的時候，包皮會像吹氣球一樣膨脹，這種嚴重的包莖才需要動刀。其實就算是這種包莖，也可以先試著用擦藥的方式來解決，若無效才考慮手術割除。

有人為了防止泌尿道感染而割包皮，然而六個月以下的嬰兒，發生泌尿道感染的機率只有不到四%，其他九六%的嬰兒，等於白割一刀。有人割包皮是為了預防包皮龜頭炎，其實不然。根據研究，三歲以下的小男孩當中，有割包皮的幼兒反而更容易得到包皮龜頭炎，三歲以上才有減少的趨勢。也有人指出割包皮可預防未來得到性病的機率，然而這麼做只能減少梅毒和皰疹的機率，還不如戴保險套來得有效。

割包皮有什麼壞處？包括可能的術後感染、術後出血、尿道口發炎、尿道口狹窄、皮下肉芽腫、龜頭炎、包皮環狀狹窄、傷口組織沾黏等。另外，有些醫師不小

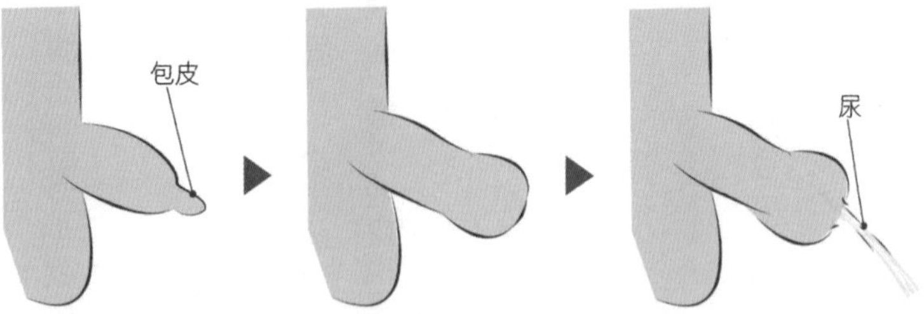

平常小雞雞的樣子。

要尿尿的時候包皮先像吹氣球一般鼓起。

然後才噴出尿液。

圖 2-19：考慮割包皮的包莖

心割了包皮，之後才發現寶寶有尿道下裂，必須用包皮來補，彼時卻已無皮可用，後悔莫及。因此，我個人認為，嬰兒時期割包皮絕對不是必要的手術，請家長做決定的時候要慎重考慮。

如何清洗包皮？

媽媽們要注意，最常引起包皮龜頭炎的原因，反而是家長在幫寶寶洗澡的時候，很用力的將包皮推到底清洗！每次看到這樣的寶寶，我心裡都不禁大喊：「好痛！」這是非常錯誤的做法，常常會造成寶寶的包皮撕裂傷與發炎。正確清洗寶寶生殖器的方法，只需輕輕的推包皮到稍微有點阻力的位置，然後用清水沖洗就可以了，**包皮千萬不要用力推！**也不需要

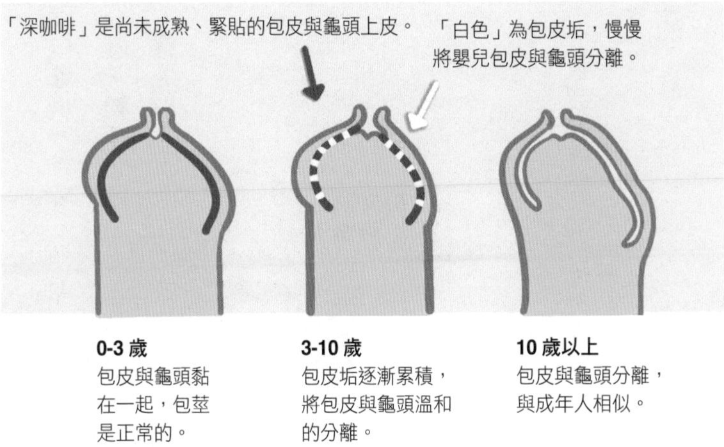

「深咖啡」是尚未成熟、緊貼的包皮與龜頭上皮。
「白色」為包皮垢，慢慢將嬰兒包皮與龜頭分離。
0-3 歲
包皮與龜頭黏在一起，包莖是正常的。
3-10 歲
包皮垢逐漸累積，將包皮與龜頭溫和的分離。
10 歲以上
包皮與龜頭分離，與成年人相似。

圖 2-20：包皮和龜頭的分離過程

用力清洗包皮垢！

事實上，男嬰包莖是正常的，而且嬰兒的包皮和龜頭，本來就是黏在一起〈圖2-20〉，經過三到十年，才慢慢的分離，變成跟成年男性一樣的包皮。因此，用力去扯嬰兒的包皮，就是用人為的方式造成撕裂傷，何苦來哉？

送醫的時機

1. 單側或雙側睪丸根本摸不到。
2. 單側或兩側的三角區隆起，摸起來硬硬的，而且腹部鼓起，寶寶哭鬧嘔吐，可能是疝氣合併腸阻塞，要緊急開刀。
3. 尿道的開口不在陰莖的最頂端，而是在陰莖的下緣。

黃醫師聊聊天

嬰兒割包皮還有一個負面的影響，就是疼痛。不要以為小嬰兒沒有痛覺，雖然他可能將來不記得，但是這些疼痛卻會在生命初期給寶寶大腦一個不好的刺激！

9 生殖器（女寶寶）

陰唇與處女膜腫大、假性月經

女寶寶的生殖器疑問就單純許多，而且都跟媽媽的荷爾蒙有關。常見的有三個症狀：第一個，就是寶寶陰唇腫大；第二個，就是寶寶陰道口有個粉紅色的凸出物，那是處女膜腫大；第三個，就是假性月經。

陰唇腫大和處女膜腫大，最多可持續二到四週，直到媽媽的荷爾蒙消退為止。很多人不曉得陰道口的小肉芽就是處女膜，可以看一下〈圖2-22〉，就明白是什麼了。至於假性月經則常常嚇壞了新手爸媽們。大約在出生五到七天，同樣是因為女性荷爾蒙的關係，寶寶會有陰道出血以及分泌物。這些出血及分泌物應該兩、三天就會減少，如果還是持續增加的話，就要到醫院檢查一下。

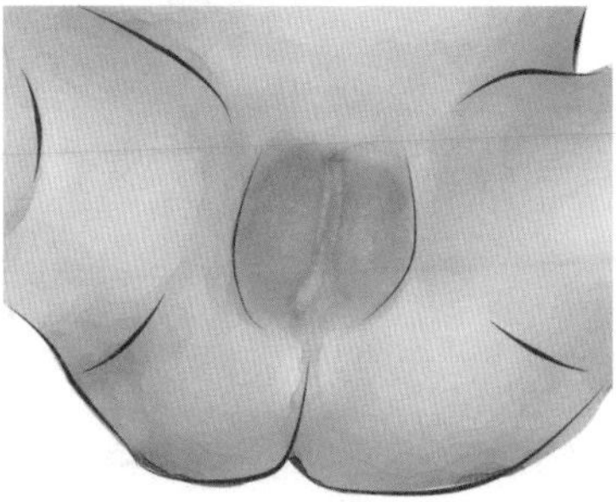

圖 2-21：陰唇腫大
陰唇腫大與媽媽荷爾蒙有關，最多持續 2-4 週。

送醫的時機

1. 陰道出血以及分泌物超過三天以上。

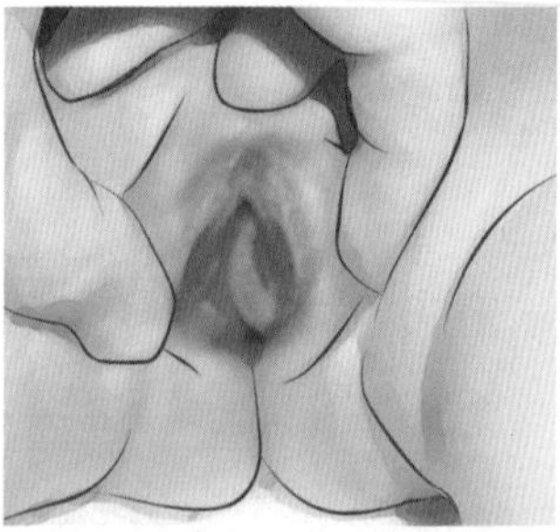

圖 2-22：處女膜腫大
寶寶陰道口有粉紅色凸出物，即「處女膜腫大」。

黃醫師聊聊天

當我還是菜鳥住院醫師的時候，曾經誤診一名女嬰的假性月經，以為是血尿。到現在想起這件事，我還是覺得很糗！真丟臉。

10 手和腳

正常的肌肉震顫？抽搐？

寶寶手腳不自主的抖動，家長時常會擔心孩子是否在抽搐。別緊張！幾乎所有的抖動都是正常的「肌肉震顫」（jittery 或 jitteriness）❶。在家裡怎麼分辨肌肉震顫與抽搐呢？很簡單，可以握住寶寶正在抖動的手或腳，讓肢體彎曲，然後感受一下寶寶的肌肉是否繼續跳動。如果彎曲之後，您感受不到任何規律性的肌肉跳動，那麼就只是單純的肌肉震顫，可以放心了。如果彎曲之後，您的手還是可以感受到寶寶的肌肉在跳動，而且是有規律的跳一下、跳一下，那就屬於不正常的抽搐，必須趕快就醫檢查。

一般肌肉震顫常發生在寶寶受到驚嚇，或者伸懶腰等動作時，抖動時會有對稱現象（就是左右手一起，或左右腳一起），眼睛「不會」往左或往右不正常的歪斜，這些觀察都可以當做輔助。

手腳冰涼？

臺灣的父母常常很怕寶寶著涼，摸摸小手小腳，覺得冰冰的，就拚命添加衣服。事實上，寶寶的手腳有時候會涼涼的，是因為他們交感神經協調還不成熟、四肢的血管收縮導致。這時候拚命加衣服，反而讓寶寶熱得半死，一直冒汗，還會長溼疹。

寶寶該穿多少衣服呢？很簡單！看看自己穿幾件，寶寶就穿幾件，不用多也不用少！

先天性髖關節脫位

細心的媽媽上網看到「先天性髖關節脫位」這個疾病，緊張的將寶寶大腿翻起來看，咦？好像左右大腿的皺摺真的不一樣多耶！哎呀，怎麼辦？別擔心，先天性髖關節脫位這個疾病不只是看皺摺而已，還要合併其他症狀。約二五％的寶寶因為胖胖的緣故，大腿皺摺比較多條，難免不對稱，這是很常見的事。

您可以進一步將寶寶大腿往外側張開（也就是M字腿的動作），如果兩條大腿張開的角度是對稱的，那就是正常。如果在M字腿的動作下，一條腿可以幾乎水平貼在床上，另一條腿卻不能，那麼才有可能是真正的髖關節脫位，再帶到醫院做檢查。

O型腿

至於小腿的部分，O型腿是常被問到的問題。寶寶O型腿是正常的形狀，這是因為胎兒在媽媽肚子裡通常是呈「交腿」的姿勢，所以造成小腿骨稍微彎曲。O型腿會持續到一、兩歲，等孩子開始走路之後會慢慢伸直。

足內翻或外翻

同樣的，腳掌在媽媽子宮裡也是擠壓得很厲害，因此寶寶出生時腳常常呈現「足內翻」、「足外翻」，甚至「上下亂翻」的狀態，這也很常見。並不是所有足內、外翻都要復健，這裡教大家一個簡單的方法分辨：將寶寶的腳掌自由的扭動，如果內翻或外翻的腳可以輕鬆的扭到正常姿勢，那就表示沒問題。相反的，如果腳掌轉動得很費力，關節很緊，無法扭到正常的姿勢，那就要提早復健。

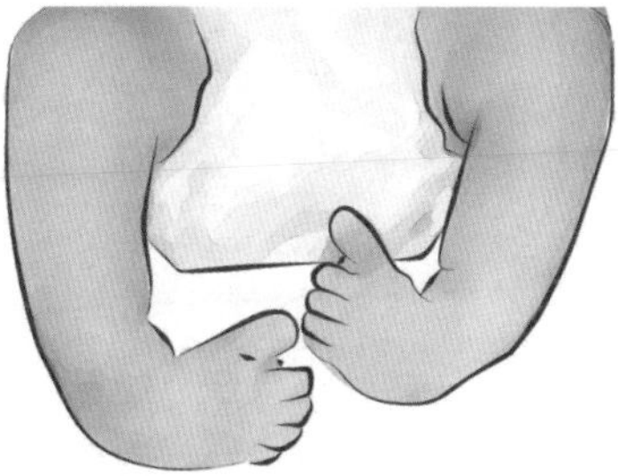

圖 2-23：正常的足內翻
寶寶腳掌可自由的扭動，不論內翻或外翻的腳皆可輕鬆扭到正常姿勢，就是正常的。

腳趾頭

最後看看腳趾頭，第一件事就是數數看腳趾頭的數目是否正確。有些媽媽會發現寶寶的腳趾頭會「疊」在隔壁的腳趾頭上，或者特別短一點點，這些都只是輕微的異常，將來並不會影響走路。腳趾甲因為很軟，所以看起來好像長到肉裡，其實不會的，那只是貼著皮膚，可以等寶寶睡著的時候替他修剪，或者不理它也沒關係。

送醫的時機

1. 幫寶寶換尿布的時候，發現一條腿不太活動，而且寶寶哭鬧疼痛，此時可能是髖關節細菌感染，需立刻就醫。
2. 寶寶不是肌肉震顫，而是真正的抽搐。
3. 寶寶 M 字腿時角度不對稱。
4. 腳掌翻不到正常的姿勢。

注❶：肌肉震顫與抽搐的影片：

正常的肌肉震顫：

生病的抽搐痙攣：

11 排便

便便的顏色

爸爸媽媽應該都知道《兒童健康手冊》上有一張大便卡，告訴新手父母什麼顏色的大便是正常的。剛出生的寶寶排出的都是黑色的胎便，直到出生後三、四天顏色才會轉黃或轉綠。糞便的顏色與膽汁的量、腸道的細菌，還有吃的食物都有關係，因此隨著年紀或食物的改變，顏色可能一下轉黃一下轉綠，都是正常的。

一般來說，餵母乳的寶寶糞便以黃色居多，而餵配方奶的孩子則以綠色為主。唯一不正常的顏色是「灰色」和「血絲」，這兩

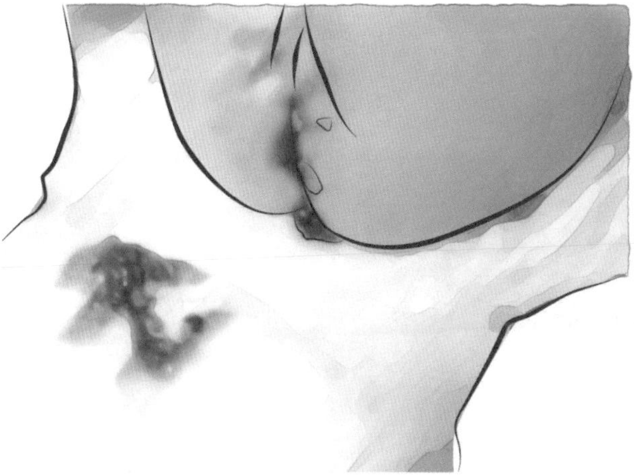

圖 2-24：不正常的血絲黏液便
如果排便有不正常的「灰色」和「血絲」糞便出現，就要給醫師檢查一下。

種顏色出現的話，要給醫師檢查一下。

便便的形狀

餵母乳的寶寶，大便一直都會黃黃稀稀的。很多媽媽誤以為寶寶拉肚子而就醫，如果不是專業的兒科醫師，也許會當作腹瀉來處理，白緊張一場。

要怎麼分辨是正常的「母乳便」還是腹瀉呢？請記住下列三個原則：第一，沒有血絲或黏液；第二，屁股沒有尿布疹；第三，寶寶食欲很好，體重正常增加。若符合上述三個狀況，那麼稀稀糊糊的糞便絕對是健康的「母乳便」，完全不用擔心。

母乳便是寶寶正常吸收後的「產物」，無刺激性所以不易產生尿布疹，更不會有血絲黏液在其中，寶寶看起來肚子也沒有不舒服，食欲好得不得了。反之，若是腹瀉，寶寶應該會有腹脹、食欲不振，甚至發燒的情形，糞便可能出現血絲與黏液，刺激寶寶稚嫩的皮膚，紅屁屁就會跑出來。

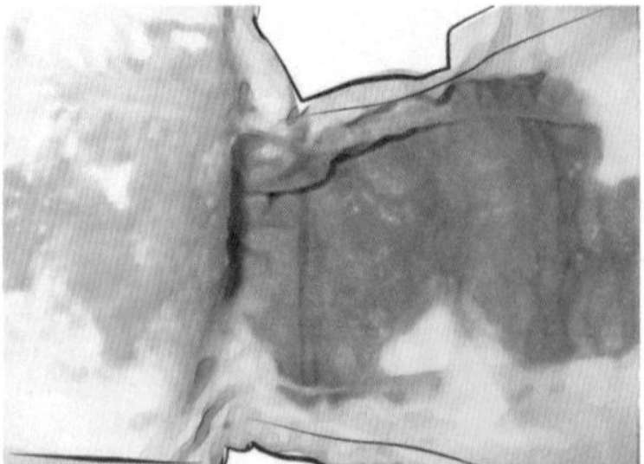

圖 2-25：正常的母乳便
糞便中若沒有血絲或黏液，屁股沒有尿布疹，再加上寶寶食欲很好，體重正常增加，就是健康的「母乳便」。

有些寶寶吃配方奶會有糞便太硬，也就是便祕的問題。說到便祕，很多家長帶寶寶到醫院，以為寶寶有便祕，常常只是誤會一場。什麼症狀才是真正的便祕呢？第一，寶寶大便時會痛、會哭，甚至流血；第二，糞便太硬，用力擠十分鐘以上還是出不來；第三，超過三天才解一次便，而且很硬。以上這三種狀況，就是真正有問題的便祕。

至於不算是便祕的狀況，比如說喝母乳的寶寶超過三天解一次便，甚至七、八天才解一次，只要解出來的是軟便，都不算便祕。另外有些寶寶，大便時臉紅脖子粗，家長誤以為是解便不順。其實，只要糞便是軟的，寶寶沒有大哭，就算糞便很粗，量很多，也都是正常的現象，不用來看醫師喔！

如何處理嬰兒便祕？

知道寶寶有便祕之後，很多媽媽第一句話就問：「哪個牌子的奶粉比較不會便祕？」有些藥局老闆會建議A牌，另一位則建議B牌，聽多了您也會覺得好笑，因為常常聽到完全相反的答案。

說明在先，寶寶便祕時，家長擅自更改奶粉濃度，泡淡、泡濃，都不正確。究竟便祕的寶寶應該怎麼幫助他比較好呢？在這裡給家長一些建議。

小於四個月以下的寶寶便祕，如果可以餵母乳，就盡量餵，因為喝配方奶比較會便祕。如果已經在喝配方奶了，又沒有母乳可用，可以先試著更改配方奶的種類。有些寶寶改喝水解蛋白的奶粉，便祕就改善了，表示這個寶寶有牛奶蛋白不耐受的問題；有些寶寶改喝脂肪結構經過調整的奶粉，便祕就改善了，表示這個寶寶對牛奶的脂肪型態不消化。總之，按照醫師的指示，改變一兩次配方奶種類，或許就能找到便祕的病因。

如果超過兩天沒有大便，可以用肛門溫度計（肛表）塗抹凡士林之後，刺激寶寶的肛門口，盡量讓寶寶每天都解便。

四個月以上的寶寶便祕，就開始將配方奶慢慢減量，增加副食品的量。如同前面所說，配方奶時常是便祕的元凶，很多寶寶因為副食品吃不好，一直以配方奶為主食，這樣便祕就永遠都治不好。副食品可以少量多樣化，跟著大人一起吃，開始給寶寶嘗纖維素高的水果、蔬菜。澱粉的部分可以吃糙米粥、蒸地瓜等纖維量較高的食材，糙米是最好的「益生質」，很多媽媽只知道吃益生菌，卻不知道若是沒有「益生質」，益生菌很快就死光光了，效果大打折扣。

寶寶吃了纖維，就要適度補充油脂，讓纖維可以保持滑潤與水分。不管是橄欖油、麻油、牛油，總之副食品中要「加油」，反正跟著大人一起吃就對了。有關便祕與副食品添加，請看後面章節，會有更詳細的介紹。

至於軟便劑，只是急性期用來緩解便祕的症狀，暫時吃一陣子，同時依上述建議改變飲食，之後就不應該再一直吃藥了。益生菌雖然有幫助，但仍要配合「益生質」的攝取，就是上述提到的糙米或者全麥麵包等，否則光靠益生菌有時效果不彰。

唯一要注意的是，若寶寶便祕多日，突然轉成腹瀉，腹瀉後又便祕，週而復始，加上肚子圓鼓鼓的，要小心先天性巨結腸症，請帶給有經驗的小兒科醫師替您做進一步的檢查。如果寶寶的副食品吃得不錯，導致奶量下降，記得要另外補充水分，直到寶寶的大便變軟為止。

便便的次數

到底寶寶應該幾天解一次便，或者一天解幾次便才正常呢？我的答案是，只要顏色正常，形狀是軟便，寶寶食欲佳，好幾天解一次都沒關係！尤其是吃母乳的寶寶，前

黃醫師聊聊天

很多家長因為寵溺孩子，喝奶老是戒不掉，結果便祕就越來越嚴重。孩子因為解便會疼痛，就更不肯排便，不肯排便，糞便就更乾更硬，症狀又再惡化，這是最糟糕的惡性循環。切記，便祕的處理越早越好，絕對不要拖延，以為長大就會改善，不會的。根據研究，**幼兒時便祕的孩子，長大變成慢性便祕的機率非常高，大腸的環境也變得十分惡劣，生長發育會受到影響。**

兩個月可能一天解好幾次便（一吃就解），到了後來，反而變成好幾天解一次。我自己曾見過的最高紀錄甚至間隔二十天，解出來的糞便又多又糊，放心，這絕對是正常現象！

不管次數頻率多寡，只要符合「顏色正常、形狀正常、食欲正常」這三個重要的指標，加上體重有漸漸增加，就完全不需要吃藥，也不用擔心會有什麼問題。

送醫的時機

1. 檢查寶寶是否真的有「肛門」，也許糞便不是從肛門，而是從瘻管處滲出。
2. 寶寶有腹脹、食欲不振或發燒的情形，糞便出現血絲與黏液。
3. 便祕多日，突然轉成腹瀉，腹瀉後又便祕，週而復始。

12 尿液

「天啊！血尿！」每次有新生兒的媽媽這樣驚呼，我只想到兩個狀況：第一，假性月經；第二，結晶尿。假性月經在上述女寶寶生殖器的部分我已經提過了，至於結晶尿則是另一個很常見的「誤會」。

血尿？結晶尿？

結晶尿的顏色是橘紅色，可多可少，量少時只有一個小紅點，量多時可能搞到整個尿布好幾塊橘色的區域。這橘紅色裡的成分是「尿酸」，當寶寶水分比較不足，尤其是剛出生一週，媽媽奶水還不是很多的時候，就會有此現象。更大至兩、三個月的寶寶，如果突然食欲不佳，奶量大減時，也有可能會再發生。但是男寶寶如果已經好幾個月大了還有這種紅色的點點，要小心可能是媽媽用力推包皮清洗造成的包皮出血，不是結晶尿。

如果有結晶尿該怎麼辦呢？放心，結晶尿不等於「脫水」，只是水分比較不足，媽媽只要加緊腳步繼續餵奶即可。如果寶寶合併黃疸、精神不佳、眼淚很少、排尿不足，這時候才可能真的是脫水，要快快送醫。

什麼時候表示寶寶尿量不足呢？簡單的原則：出生三天要尿三次，四天尿四次，五天尿五次，六天以上尿布要每天更換超過六次，而且這六次的尿布應該有點重量，如果只是一點點滲尿就不算。

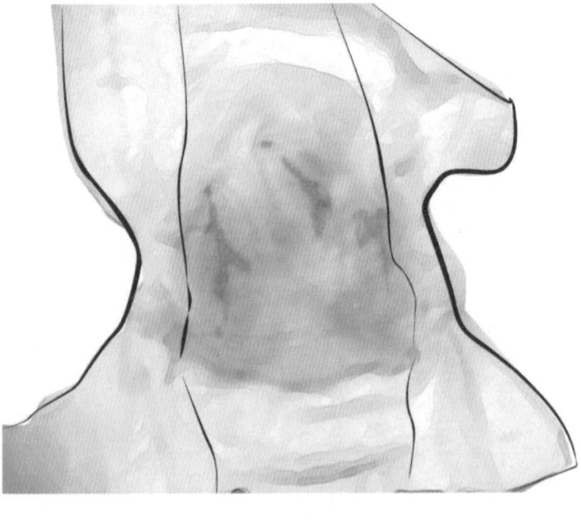

圖 2-26：結晶尿
結晶尿的顏色是橘紅色，量少時只有一個小紅點，量多時可能搞到整個尿布有好幾塊橘色的區域。

送醫的時機

1. 寶寶超過八小時沒解尿，精神看起來很疲倦。

13 脹氣

看到網路上有許多媽媽在詢問：「寶寶脹氣怎麼辦？」我總是一個頭兩個大。這個問題絕非三言兩語可以解決，更不可能草率回答「嬰兒按摩」或是「塗脹氣膏」就可以搞定。

正常鼓脹

首先，請爸爸媽媽先放下擔心，認清一個事實：**嬰兒吃飽後肚子看起來鼓鼓脹脹，是很正常的！**

隔著一隻手，輕輕敲打寶寶的肚子，你會聽到像打鼓一樣「咚咚咚」的聲音，這不是脹氣，只是正常的「氣體」。寶寶的腸胃道裡面氣體很多，主要有兩個來源：一，嘴巴吞入的空氣；二，奶水消化後產生的氣體。想想看，寶寶三不五時就莫名啼哭，吞進去的空氣當然不少，如果我們又在寶寶大哭後才急急忙忙的餵奶，不難想像這些吞入的氣體，一定連同奶水被一併送到小腸裡！事實上，在寶寶X光檢查之下，多而均勻的「腸氣」，反而是醫師判定寶寶健康的指標；若是腸子裡沒有半點氣體，可能是生病的不良徵兆。

你也許會說：「黃醫師，真正令我擔心的不是氣體，而是你看看寶寶的肚子，喝完奶之後，脹到像吞了一顆橄欖球似的，怎麼會這麼誇張？」沒錯，就是這麼誇張。要知道我們成人的腹部肌肉有好多層，努力鍛鍊的話會有八塊肌，沒有鍛鍊也有一塊大肥肉，堅固的包覆讓腹腔的壓力不會輕易把肚皮推出來。然而嬰兒沒有練過仰臥起坐，腹部的肌肉還很稚嫩，根本撐不住腹腔的壓力。所以寶寶吃飽之後肚子鼓一大球，排便排氣之後又整個「消風」，變成扁扁的樣子，當然再自然不過了。

「可是黃醫師，寶寶排便的時候臉都會漲紅，還會大哭，然後劈哩啪啦放了一堆屁，這樣難道不是脹氣嗎？」答案是：不一定。很多寶寶排氣的時候都會嚇一大跳，或是侷促不安，但是「完事」之後，又恢復安穩平靜的狀態，這真的沒什麼。就像大人在排便之前，腸子蠕動多少令人感覺些許不適，但「噗噗」一下之後，就渾身舒暢了，這難道有什麼不對嗎？沒有的。所以**「咚咚咚」的聲音不是脹氣，「橄欖球肚皮」也不是脹氣，放屁大哭也不是脹氣**，剩下有問題的狀況就不多了。我必須說，甚至連「嬰兒腸絞痛」都不見得是脹氣所造成的，反而是因為頻繁的哭鬧，吞太多空氣入肚，才讓肚子看起來鼓鼓脹脹的。換句話說，那些空氣是哭鬧的「結果」，而不是不舒服的「原因」。

下列四個指標是寶寶「正常脹氣」的指標：**一，食欲正常；二，活力正常；三，排便正常；四，沒有尿布疹**。如果您的寶寶符合上述四項，那麼真的不需要這麼麻煩，整天幫寶寶按摩肚皮、做腳踏車運動、擦脹氣膏、左側躺右側躺、換奶粉、換奶瓶、拍嗝拍到手抽筋……大可省下這些焦慮與擔憂，享受家中有個大肚子健康寶寶的快樂。

病理性脹氣

反之，某些身體的不適，會讓寶寶的食欲減退，頻繁嘔吐，活力下降，腹瀉或便祕，尿布疹嚴重，此時的「脹氣」才需要醫師好好評估。同樣的道理，如果這些令人擔憂的症狀又合併脹氣出現，光是換成防脹氣奶瓶或是塗抹脹氣膏，一樣無法解決根本問題。

根本的問題是什麼呢？最常見的情形還是奶水消化不良。哺餵母乳的媽媽，我會試著調整媽媽的飲食，引導她們吃健康天然的食物，禁絕一切零食、飲料、補品，以及中西藥物。天然食物當中除了帶殼海鮮比較常造成寶寶不適，其他東西基本上都還算安全。媽媽吃得天然而且均衡，母奶中影響寶寶腸胃道的成分就少，消化不良的情形也就迎刃而解。

如果是配方奶寶寶，問題就有點兒麻煩了。大部分的配方奶寶寶若有腹脹、嘔吐、輕微腹瀉或便祕、尿布疹等問題，常常是牛奶蛋白不耐受（或稱過敏）所造成。這樣的情形通常不會在出生的時候就發生，而是餵奶到一個多月後才慢慢形成不適應的體質。此時正值寶寶一個多月大，可用的成語就叫做「騎虎難下」，因為媽媽如果一開始就放棄哺餵母乳，此時母乳應該也已經退光光，想改回喝母奶已經錯失良機了。

既然是對牛奶蛋白不耐受，那麼換羊奶粉如何？可能沒用，因為牛奶蛋白過敏者對羊奶蛋白通常也過敏。此時有些折衷的選擇，比如說換水解蛋白奶粉可以稍微減緩一下症狀，或者嚴重者必須改用嬰兒豆奶，或高度水解（全水解）蛋白奶粉。不管換什麼奶，撐到四個月之後，趕快把副食品導入寶寶的飲食中，減少對牛奶的依賴，就可以漸漸接軌到均衡的營養。有關副食品的添加方式，請見第一四四頁。

吃了副食品之後，有些寶寶也會脹氣或腹瀉，問題就可能是出在澱粉類以及水果。不過別擔心，這兩類食物雖然容易因發酵而脹氣，讓寶寶腸胃道暫時不適應，但減量之後餵食，通常都還是可以接受的。其他造成急性脹氣的疾病包括感染症、腸阻塞、腸疝氣、腸穿孔等，這些生病的寶寶絕對不會只有脹氣一個症狀而已，一定是肚子大大加上病厭厭的樣子，如果有這樣的情形，快送兒科急診就對了。

送醫的時機

1. 脹氣合併其它症狀如：肚子大大、活動力與食欲減退、頻繁嘔吐、便祕或腹瀉等。

14 腸絞痛

三個月以下，哭鬧不停的嬰兒常常被認為得了「嬰兒腸絞痛」。但是這個疾病的名稱其實是很馬虎的，很有可能這些哭鬧，其實和腸胃道並沒有直接關係。腸絞痛我通常粗分為生理性的腸絞痛（真的腸胃不適），以及心因性的腸絞痛（心情不好），以下分別介紹。

腸絞痛的症狀

嬰兒腸絞痛常有的表現是：

1. 無緣無故的哭鬧不休。
2. 一天總要來個一、兩次。
3. 吃得很飽了還在哭。
4. 一哭就是一、兩小時，沒停過。
5. 哭累的中場休息時間，嬰兒看起來健康得很。
6. 抱抱通常可以讓他稍微停止一下。
7. 一個月大左右時發生，三個月大以後就停止（但也有比較晚發生的）。

生理性的腸絞痛

有部分哭鬧的嬰兒，真的是腸胃道出了問題。這些嬰兒會合併食欲不佳、腹脹、輕度腹瀉或便祕等。如果有這樣的情況，配方奶寶寶可以暫時改成水解蛋白奶粉試看看，母乳寶寶則找兒科醫師調整飲食找原因，基本原則是吃健康天然的食物，別吃太油，少喝飲料（包括珍奶）。

有些嬰兒哭泣，尤其發生在半夜剛睡著不久的，是因為睡前「灌太多奶」。地方媽媽間謠傳，睡前喝多一點奶，有助於一覺到天亮，這種做法呢……其實沒有科學根據。有時候睡前灌太多奶，反而造成寶寶「胃食道逆流」不舒服，導致頻繁哭鬧，睡眠品質反而更糟。如果你的寶寶也有這種情形，把睡前奶降到正常量，就解決哭鬧問題了。

腸胃不適的哭鬧，有一種益生菌R菌（*L. reuteri*），是少數在臨床試驗中被報導可減少腸絞痛症狀的。目前市面上此菌還有滴劑的形式，對嬰兒十分方便，早產兒的安全性也已建立，大家可以試看看。

心因性的腸絞痛

另外一種寶寶的哭鬧，其實是心理因素。研究顯示高焦慮性格的母親，從產前超音波就可以偵測到胎兒在肚子裡常常哭，出生之後當然繼續愛哭，情緒較難以撫慰，因此寶寶可能只是遺傳了父母的緊張氣質。除此之外，親餵母奶的嬰兒，確實也比較少聽到父母抱怨寶寶有腸絞痛，顯示除了母乳本身的營養之外，乳房提供給寶寶的溫暖安撫，可以讓他從焦慮情緒中回到平靜。

當您碰到自己的孩子因情緒哭鬧不休時，可依循小兒科醫師哈維・卡爾普（Harvey Karp），發明的5S妙招安撫寶寶，根據研究還頗有效果，大家可以試試看：

1S：包（Swaddling）：用包巾緊緊包住。

2S：搖（Swinging）：像跳華爾滋般緩慢搖晃，千萬不要高頻率拍打，或是用力抖動。請記得：您越緊張，寶寶越感到焦慮。

3S：吸（Sucking）：讓寶寶有東西可以吸。親餵最棒，奶嘴次之。

4S：側（Side／Stomach Position）：側身躺在爸媽的懷裡。

5 S：聲（Shushing Sounds）：將收音機調到沒對到頻的白噪音，或是打開吸塵器、吹風機、除溼機等發出雜音。聽說這些雜音類似寶寶在子宮裡所聽見的聲音，這樣做會讓寶寶以為回到子宮裡。

其他預防的方法，包括規律的夜間睡眠，白天則稍微減少午睡時間。嬰兒腸絞痛經常在晚上開始，鬧到三更半夜全家人雞犬不寧，白天大人去上班的時候，寶寶卻在家裡補眠。這是多麼殘忍的事啊！所以不要讓寶寶單次午覺睡超過三小時，其他時間多互動，晚上大家就可以睡久一點。

送醫的時機

1. 孩子哭超過兩小時完全沒有停，或者上述的方法都安撫無效。
2. 有其他症狀如發燒、疝氣、發炎、脫臼等。

15 各種皮膚表徵

嬰兒稚嫩的皮膚小毛病很多，雖然大部分並無大礙，然而因為變化多端，有些情況很難單純用文字表達。前半段我挑選幾個屬於「正常」現象，且「容易分辨」的表徵介紹給家長們；後半段則介紹一些不正常的皮膚問題，包括異位性皮膚炎、尿布疹與黃疸。

1. 脫皮

剛出生的寶寶大概在第二週左右皮膚會開始看起來很乾燥或脫皮，這是正常的現象，毋須特別擔心。

2. 痘痘

大約有三〇%的新生兒，在出生三到四週後，會開始長痘痘。沒錯，這個「痘痘」就像是青春期的小孩會冒的一樣，外表是小小紅紅的丘疹，有時候也會有膿皰。

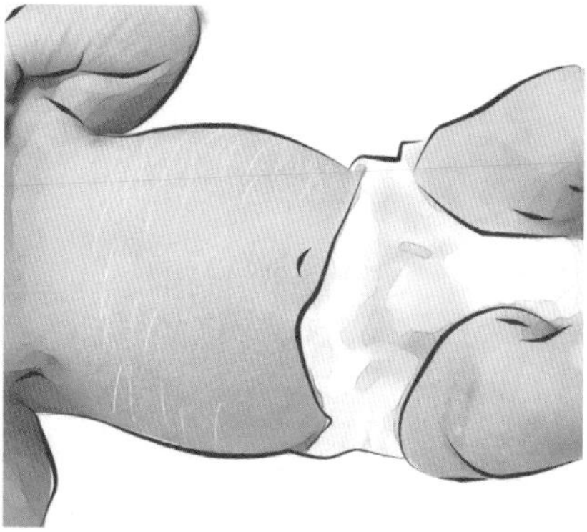

圖 2-27：嬰兒會正常脫皮

這些痘痘源自於媽媽的荷爾蒙刺激導致，因此會反反覆覆的長出，直到寶寶約四到六個月大為止。如果發生了，不需要擦任何藥，媽媽也不要再給寶寶擦嬰兒油，否則狀況會惡化得更嚴重。

3. 口水疹

口水疹長在寶寶的嘴巴周圍，這應該是不需要特別解釋了。什麼樣的寶寶最容易有口水疹？就是容易「溢奶」的寶寶，因為口水裡有些逆流出來的食物殘渣或胃酸接觸並刺激皮膚所導致。口水疹沒有什麼特別有效的預防方法，只能盡量在寶寶每次有口水時用清水擦拭，不過應該永遠擦不完，所以執行上會有點困難。

有些人用「羊脂膏」塗抹在寶寶嘴巴周圍，可以一試，因其主要的原理是「隔絕口水與皮膚接觸」，所以每次擦完嘴就應該要再塗抹一次。使用上，如果口水疹有改善，還是要繼續擦拭、保護，否則很快會復發。還有一個重點，就是奶嘴如果不戒掉，口水疹恐怕

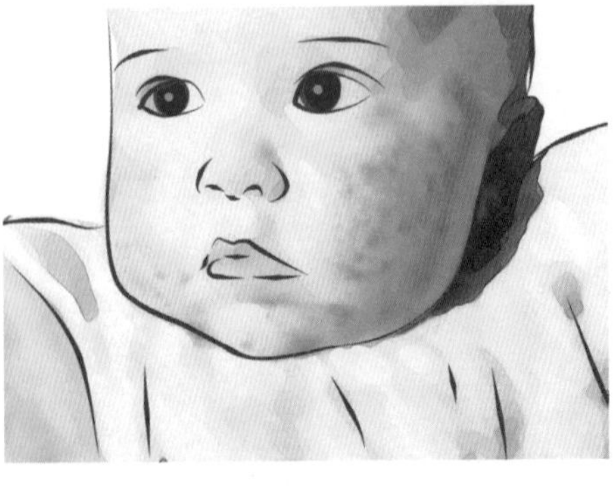

圖 2-28：嬰兒長痘痘
部分新生兒在出生 3-4 週後，會開始長痘痘。外表看來是小小紅紅的丘疹，有時候也會有膿皰。

很難痊癒。口水疹發作時，擦一些輕微的類固醇藥膏，可以暫時「治標」減少發炎。

另一個很容易與口水疹搞混的，就是嘴巴旁邊的熱疹。嘴巴旁邊的熱疹只有親餵母乳的寶寶會發生，因為天氣熱，媽媽的乳房與寶寶的嘴巴密切接觸，非常潮溼。有這種狀況的媽媽，餵奶時只要開冷氣就可以了。

4. 熱疹（痱子）

熱疹在臺灣也是很常見的問題，常長在寶寶胖胖的下巴與胸膛之間，或者任何會流汗的地方或皮膚皺摺處。許多阿公阿嬤有一個共通的特性，就是很怕寶寶著涼，總是一層又一層的包著衣服或包巾，深怕有任何地方讓風灌了進去。幫幫忙，別再這麼做了！在前面「手與腳」的部分我有提醒爸媽，嬰兒偶爾手腳冰冷是正常的現象，不需要為了這個添加衣物，看看自己身上穿幾件衣服，就幫寶寶穿幾件，不用多也不用少，這才是正確的照顧原則。

如果已經長了熱疹，不嚴重者就保持通風，開點冷氣（室溫約二十六至二十八度），少穿點衣服，也可以擦一些輕微的類固醇藥膏。如果擦藥仍未痊癒，應該讓醫師評估是否有黴菌或細菌感染。

5. 嬰兒毒性紅斑

嬰兒身上的毒性紅斑變化多端，而且非常常見，約五〇%的寶寶都會發生。典型的毒性紅斑就是圓圓紅紅的，半徑有的很小，有的可大到兩公分，中間有個白色的小凸起，看起來好像被蟲子咬。

嬰兒毒性紅斑可能發生在身體任何地方，也會反覆發作，持續約兩個禮拜至一個月。如果超過一個月還有反覆的毒性紅斑，尤其是發生在喝母乳的寶寶身上，原因可能與媽媽的飲食有關。我個人的經驗是，包括海鮮、麻油雞、乳製品、奶茶、零食等，都可能是罪魁禍首。

6. 粟粒疹

四〇%的寶寶會發生粟粒疹，出生後不久就可以

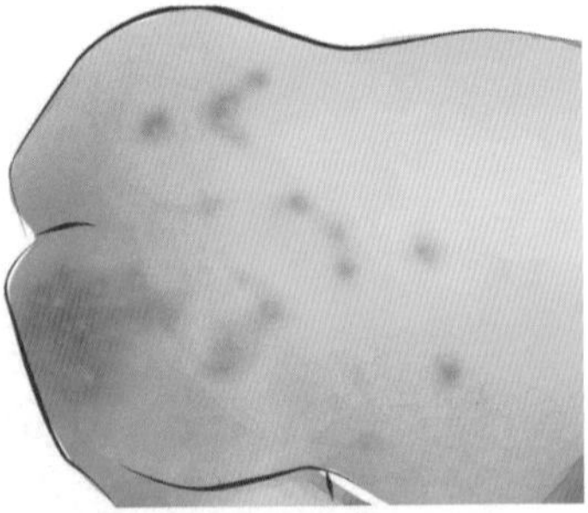

圖 2-29：嬰兒毒性紅斑
典型的毒性紅斑圓圓紅紅的，半徑有的很小，有的可大到 2 公分，中間有白色小凸起，看起來像被蟲咬。

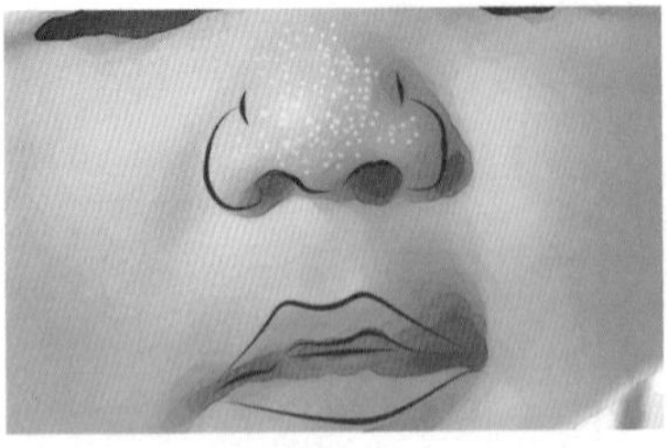

圖 2-30：鼻頭粟粒疹
鼻頭的粟粒疹最常見，圓圓小小一點一點的布滿整個鼻子，是皮脂腺阻塞造成的。

看到，一、兩個月之後就會消失。鼻頭的粟粒疹最常見，圓圓小小一點一點的布滿整個鼻子，是皮脂腺阻塞所造成。其他粟粒疹會長在臉頰、額頭、下巴，甚至腋下，是表皮角質堆積所造成。

7.蒙古斑

大部分的人都以為蒙古斑只會長在寶寶下背部和屁股周圍，事實上它也會長在手臂、膝蓋、腳以及身體任何地方。有時候出生時還看不出來，過了幾個月才變得明顯，這也是很常見的。大部分蒙古斑約在寶寶兩歲到三歲時就會消失，少數會持續到成人。

8.火焰斑（淺層血管瘤）

血管瘤有很多種，其中一種是最常見、約五〇％的寶寶都會有的「火焰斑」。這些

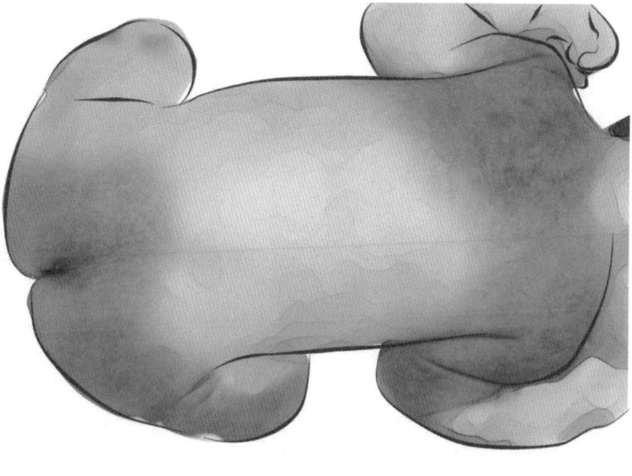

圖 2-31：範圍很廣，但仍屬正常的蒙古斑。蒙古斑不只會長在寶寶下背部和屁股周圍，也會長在手臂、膝蓋、腳以及身體任何地方。

火焰斑最常發生在三個地方：眼皮、額頭，還有後頸。火焰斑的特色是形狀不規則，顏色泛紅，哭鬧時特別明顯。這三個位置當中，眼皮的火焰斑大部分會消失，後頸的火焰斑約七五％會消失，但是額頭的火焰斑幾乎不會消失。將來額頭的火焰斑如果不在意，其實看不太出來（只有生氣的時候看得見），若是女孩子顧及美觀，將來也可以用雷射去除。

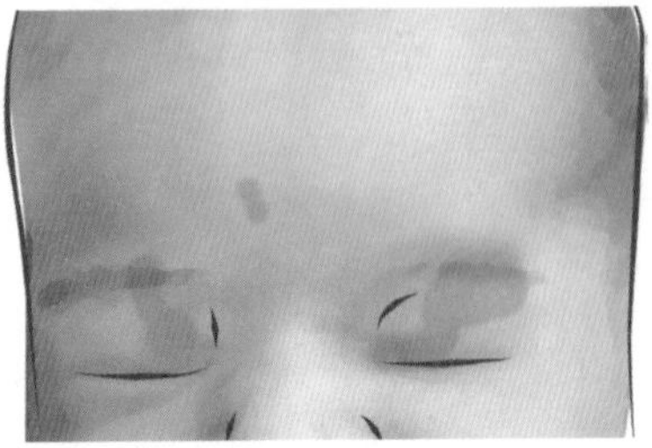

圖 2-32：眼皮的火焰斑
形狀不規則，顏色泛紅，哭鬧時特別明顯。其中，眼皮的火焰斑大部分會消失。

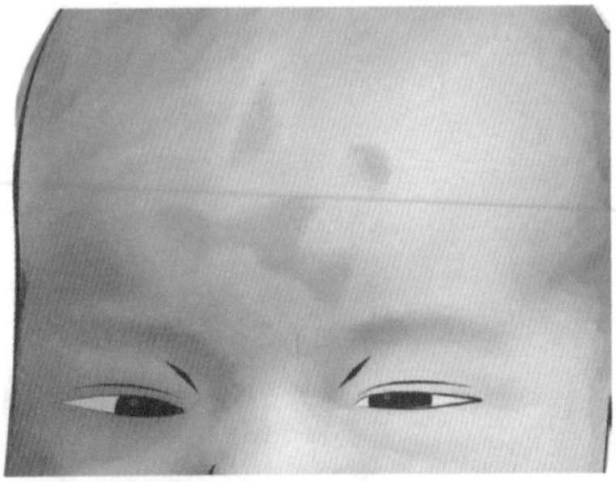

圖 2-33：額頭的火焰斑
額頭的火焰斑幾乎不會消失。若是女孩子顧及美觀，將來也可以用雷射去除。

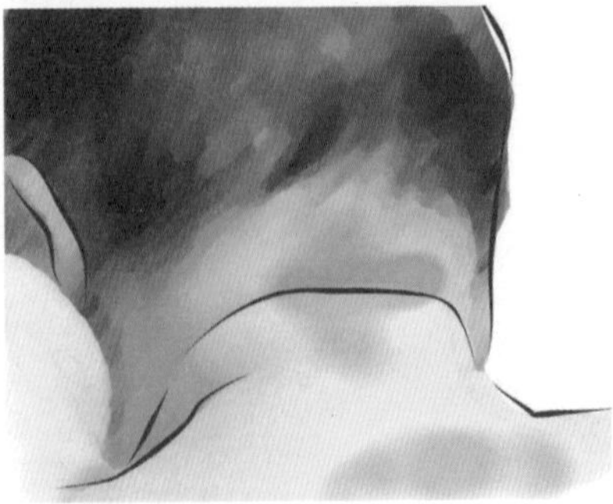

圖 2-34：後頸的火焰斑
後頸的火焰斑約 75% 會消失。

9. 草莓型血管瘤（深層血管瘤）

另一種深層血管瘤，出生時不明顯，卻漸漸泛紅，變成草莓樣斑塊，雖然大部分不需要處理，但是有些需要積極治療，而且黃金時期僅有一個月！越早治療越好。

哪些血管瘤需要及早治療

那麼究竟哪些草莓樣血管瘤需要及早治療，而哪些是不需要呢？以下讓我一一介紹：

1. **頭頸部的血管瘤：**嬰兒頭頸部的血管瘤，有許多地方都需要及早治療：頭皮、眼皮、耳輪、鼻尖、臉頰、嘴唇、下巴，以及頸部等。由於臉部的肌肉使用比較頻繁，嬰兒大笑、大哭、咀嚼等動作，都可能拉扯到血管瘤，造成出血或者潰瘍。因此，如果血管瘤長在鼻尖和嘴唇，一定要治療；臉頰與眼皮的血管瘤大於一公分，也一定要治療；其他頭頸部位的血管瘤若大於兩公分，或者厚度高於兩公釐，都需要治療。

2. **驅幹的血管瘤：**驅幹的血管瘤如果大小在五公分以下，單獨一顆，通常可以不予理會。超過五公分的大片血管瘤，除了需要治療之外，還要安排各種精密檢查，比如說上半身或全身的核磁共振檢查，因為有可能會合併其他的腦部、神經、與血管病變。女嬰兒長在乳頭附近的血管瘤也需要治療，因為有可能會留下疤痕，未來乳房發育時會導致形狀的不對稱。

3. **四肢的血管瘤：**四肢的血管瘤如果大小在五公分以下，單獨一顆，通常可以不予理會，但是只要長在關節處，也必須接受治療，比如說手肘，腋下、胯下等等。孩子的活動量大，關節處的血管瘤會因為拉扯而流血，甚至潰瘍。

4. **數目太多的血管瘤**：身上若出現超過五顆血管瘤，必須安排腹部超音波，以排除內臟器官也有隱藏的大型血管瘤。當然，如果血管瘤數量又多又大顆，也需要進一步安排全身的核磁共振檢查。

除了上述需要治療的血管瘤之外，其他的血管瘤可以放著不管，且看著它越長越大，越長越大，大約五到十二個月時變得最紅最明顯，然後才開始慢慢縮小。

黃金治療期約出生一個月左右

麻煩的是，上述需要治療的嬰兒血管瘤，尤其是那些長在臉上、眼皮上、鼻尖、嘴唇的血管瘤，理論上黃金治療期，應該是在出生一個月左右就開始！但是根據這幾年國外的統計，大部分嬰兒都超過了這段時間才開始治療，血管瘤已經壯大到藥物無法輕易解決的程度。之所以會延誤治療，是因為嬰兒血管瘤在前一個月時，常常僅呈現輕微的突起，與一抹看似淡淡的紅線（如〈圖2-35〉所示，每張圖僅間隔兩週），很容易被家長忽略。但是一個月之後，它就會非常快速的膨脹，此時父母才驚覺不妙，卻已錯過黃金治療期，只能亡羊補牢了。

不論是否能趕上黃金治療期，目前嬰兒血管瘤的第一線藥物，是一種以前用在成人高血壓的「老藥」(propranolol)，它可以有效抑制血管的新生，讓血管瘤長不大，並且縮小的更快。因為是搶黃金時間治療，所以使用前除非已經有低血壓、心律不整病史的嬰兒，需要特別小心之外，其他嬰兒理論上可以立刻開始服藥，不會有太大的風險，不過也有特別謹慎的醫師，會在投藥前幾天安排住院觀察心跳血壓。

如果家長不放心，也可以在服藥時，服藥後一小時，與服藥後兩小時，測量寶寶的心跳血壓（可能要先買適合嬰兒的儀

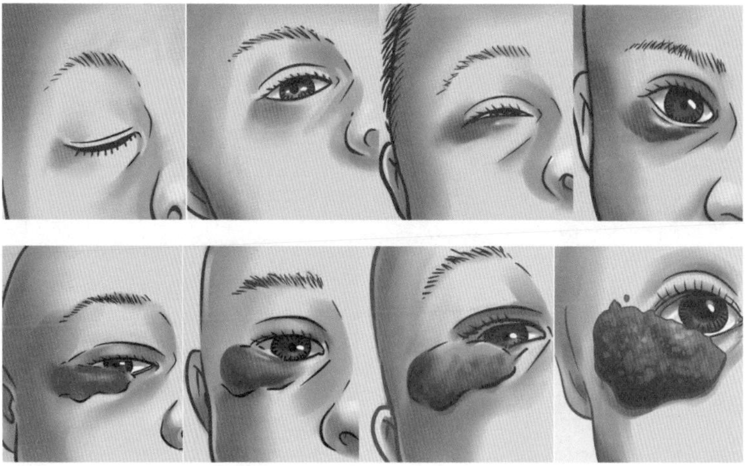

圖 2-35：長在眼皮上的草莓型血管瘤
嬰兒血管瘤一開始常常僅呈現輕微的突起，但是一個月之後，它就會非常快速的膨脹。每張圖片僅間隔 2 週。圖片改繪自：Pediatrics. 2012 Aug;130(2):e314-20.

器），如果每次吃藥，心跳血壓數字都會驟降，就必需帶去給兒童心臟科醫師評估。特別提醒，這種藥物最好是選擇飯後／喝奶後服用，會比較安全。服藥後沒有特別副作用的嬰兒，持續吃藥到一歲左右，就可以「慢慢」停藥了，千萬別自行停藥，驟然停藥，有可能會心律不整喔！

10. 脂漏性皮膚炎

是長在頭皮或眉毛有些黃黃油油的皮屑，請見第五十五頁的脂漏性皮膚炎處理方法。

11. 異位性皮膚炎

異位性皮膚炎是過敏性疾病，和脂漏性皮膚炎，毒性紅斑等其他疹子，有許多不同點。雖然異位性皮膚炎的孩子越來越多，但是診斷時，仍必須大致符合下列幾點：

（1）皮膚粗糙，皮膚搔癢。粗糙和搔癢，是異位性皮膚炎一定會有的兩個症狀，所以有此症的寶寶，應常常會去抓皮膚。手部動作發育尚未成熟的寶寶，則會因癢到受不了導致身體扭來動去。

（2）特定部位出現紅疹。以嬰幼兒來講，耳垂（俗稱月亮割耳朵的部位），以及足背這兩個地方，如果開始裂、粗、乾，通常就是發作的前兆。如果置之不理，接下來臉是好發部位，兩頰會發紅，之後進展到手肘外側與膝蓋前方等等。

（3）不斷復發。

（4）家長有過敏體質。

什麼時候要懷疑寶寶有異位性皮膚炎？一般來說小於四個月的嬰兒，不容易拍板定論診斷為此病，還需要多一點的觀察時間。如果之後仍反覆發作，加上家族有過敏體質，才會懷疑是否有異位性皮膚炎。處理的方式，在後續第五章第二七三頁會詳述之。

12. 尿布疹

我相信沒有一位寶寶從未「紅屁屁」過。雖然尿布疹是個很常見的疾病，卻是某些家長的惡夢；尤其當症狀反覆發作，擦藥總是擦不好，看著吹彈可破的粉嫩小屁屁，一天一天變成爛熟的水蜜桃，心情實在很難受吧。除了「擦屁屁膏」，「勤換尿布」，以及「晾屁股」這些招數之外，還有什麼要注意的呢？

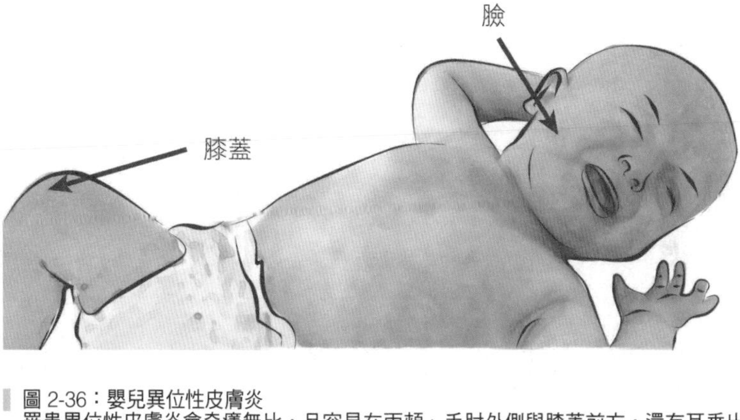

圖 2-36：嬰兒異位性皮膚炎
罹患異位性皮膚炎會奇癢無比，且容易在兩頰、手肘外側與膝蓋前方，還有耳垂出現紅疹。

一般來說，我會把尿布疹分為四大類：

（1）刺激型尿布疹（好發在屁屁的「山頂」，凸起的地方）。

（2）感染型尿布疹（好發在屁屁的「低谷」，夾層的地方）。

（3）悶熱型尿布疹（好發在屁股以外的地方，比如說腰部或大腿）。

（4）過敏性尿布疹（到處都有，對溼紙巾、尿布的材質，以及藥膏等等嚴重過敏）。

雖然這四種疹子可以交互發生，好發位置也不見得如我所描述的如此涇渭分明，但因為引發的因素各有不同，因此處理方式也有所差異。

第一種刺激型的尿布疹，可以算是一種嬰兒專屬的「接觸性皮膚炎」。它造成的原因是尿液或糞便中的刺激物質，破壞了寶寶皮膚的角質層；脆弱肌膚又雪上加霜地在尿布上不斷摩擦，進而造成紅腫與破皮。所以不難理解，刺激型的尿布疹容易發作在屁屁的山頂，因為那個地方是最容易接觸到糞便，也是與尿布摩擦最激烈的位置。

第二種感染型尿布疹則有明確的敵人：細菌和黴菌。我們所熟知的黴菌「白色念珠菌」，就是喜歡悶熱潮溼這一味兒，胖寶寶肥滋滋的屁股夾層，剛好可以成為它繁殖的溫床。當然這些黴菌聲勢壯大之後，可不會這麼乖的停留在原本的位置，也可能繼續擴張版圖，最後造成「滿山滿谷」的黴菌感染。除了黴菌之外，皮膚上的兩大細菌——鏈球菌、葡萄球菌可不甘寂寞，三不五時也來湊湊熱鬧，造成一粒一粒的小膿皰，長在已經不堪一擊的紅屁股上。

第三種悶熱型尿布疹，其實就是「熱疹」，因為不透氣不透汗，造成汗腺堵塞或感染。這種型與糞便接觸無關，因此它好發的位置反而離肛門口比較遠，都是在腰際（尿布最不透氣的位置），或是大腿（尿布鬆緊帶的位置）等等。

勤更換或不穿尿布保持乾爽

以上三種尿布疹的處理方法有一個共同的原則，就是：「保持乾爽」。當屁屁保持乾爽時，表示尿液和糞便沒有浸潤在寶寶肌膚上，進而減少摩擦引起的刺激型尿布疹。而乾燥環境對黴菌細菌也不是好消息，溼疹汗疹就無處可長，保持乾爽可謂一舉數得。

不過要保持乾爽說起來簡單，在潮溼悶熱的海島型氣候下，有時候施行起來還挺困難的。除了注意尿布的品質之外，選擇較寬鬆的尺寸，勤換尿布（甚至一小時換一次），天熱時候開冷氣、減少寶寶的衣物等，都是保持乾爽的方法。材質的部分，目前的研究顯示，「布尿布」和「紙尿褲」是旗鼓相當，似乎沒有誰能減少尿布疹的機率。「晾屁股」也不失為最佳的透氣法。寶寶如果還只是躺在嬰兒床上不會翻身，也可以不包尿布，在屁股下墊「尿布巾」或「保潔墊」，這樣也可以讓小屁股透透氣。

選擇尿布注意腰部透氣度

有些媽媽會希望我推薦紙尿褲的品牌，我想在這裡不適合做任何廣告。然而尿布疹的發作與否，的確除了更換的頻率之外，尿布

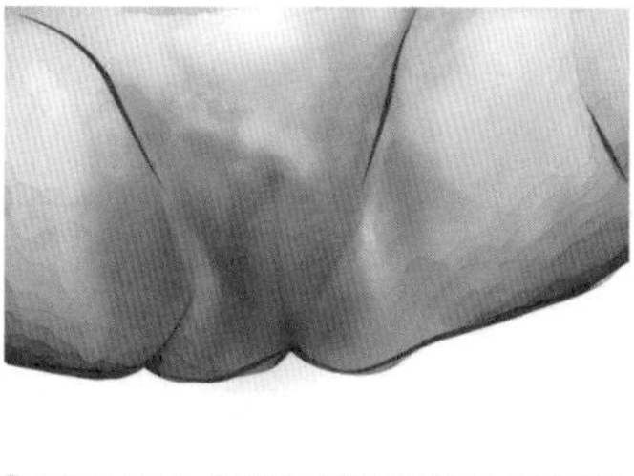

圖 2-37：念珠菌感染引起的尿布疹

品質的好壞真的占了很大的因素。因此當寶寶屁股已經出現狀況的時候，千萬不要只是擦藥，更換尿布的廠牌也是一個解決問題的方法。有時候尿布本身的吸水層很好，但是腰際的不吸水材質卻悶熱難耐，引發第三種的悶熱型尿布疹在腰際或尿布邊緣，此時可以反折尿布的邊緣部分讓肌膚透透氣，或者乾脆換一型尿布，比如說從魔鬼氈型改為褲型。

除了保持乾爽，也要開始對症下藥

刺激型尿布疹的寶寶，常常發生在「從母奶換成配方奶」的時候，或者是有腸胃炎感染的時候。這些改變都會造成消化不良，糞便的刺激物質增加，導致肌膚的破壞。此時我一定會詳細詢問寶寶的飲食狀況，進而做些改變與調整，這才是治本而不只是治標。

如果寶寶是喝母奶，那麼媽媽的飲食紀錄就格外重要。我有時候把奶茶、巧克力等等零食飲料從母親的飲食中去除之後，寶寶的尿布疹也自然而然改善了。我會鼓勵媽媽儘量吃天然的食材，反之，進補的藥材或其他可能有人工添加物的食物，則能避免就避免。

配方奶寶寶換成水解蛋白奶可能會有一點幫助，但並不是每一個寶寶都有效，換低乳糖奶粉也是一樣。益生菌可以改善暫時的急性腹瀉症狀，進而改善屁屁的紅疹，但長期使用則無證據顯示有效。

凡士林、痱子粉愈擦愈嚴重

至於藥膏的部分，氧化鋅仍是最好的第一線用藥，既可吸收溼氣，也可以隔離造成刺激的糞便或尿液（記得擦多一點、厚一點）；一般媽媽能在藥妝店買到的屁屁膏，大部分都含有氧化鋅的成分。但如果屁屁已經有感染的跡象，就要增加抗黴菌，或是抗細菌的藥膏。類固醇藥膏不能長期使用，對於刺激型或悶熱型尿布疹，類固醇都可以提供抗發炎的緩解作用，但使用過量、過久，反而會讓黴菌更加肆虐。另一個糟糕的後遺症，當類固醇使用太凶太頻繁，會造成嬰兒臀部肉芽腫（granuloma gluteale infantum）的併發症，患部照片較恐怖請大家自行上網搜尋。

凡士林等膏狀物雖然也是很好的隔離物質，但它沒有吸收溼氣的作用，甚至造成毛細孔堵塞，塗抹久了反而會長出溼疹或痘痘，因此並不建議常規使用。至於痱子粉，雖然吸溼效果好，看似能保持乾爽，但第一會有吸入嬰兒肺部的危機，第二當寶寶的尿液、便便等排泄物與痱子粉結合時，會讓痱子粉結塊、變質，黏在肌膚上，對寶寶的屁屁反而是種刺激，因此並不是很建議使用。

剛剛只提了前三型的尿布疹，第四種「過敏性尿布疹」乃最冤枉者也。這些家長可能是最注意寶寶屁股清潔的人，整天用溼紙巾擦拭，一有狀況就擦來自世界各地的「貴森森」草藥膏，同時尿布也換得很勤，卻還是很嚴重。搞半天原來寶寶是對這些刺激物過敏，一旦把這些溼紙巾、肥皂、洗劑、尿布、藥膏等拿走，改用清水沖洗屁股，媽媽不再有強迫症之後，症狀反而減輕了。

除了上述四種常見的尿布疹之外，還有一些罕見的情形，我也列舉在下面以供參考。

（5）鋅缺乏症（嚴重脫皮，腹瀉，通常發生在早產兒或營養不良的嬰兒）。

（6）硬化苔癬（非常罕見，我也沒看過，幸好是白色的，不會搞錯）。

（7）蘭格罕細胞組織球增生症（非常罕見，我只看過一次，疹子帶點咖啡色的，範圍很大）。

總之，日後當你的寶寶遇上難纏的尿布疹時，切勿道聽塗說，亂抹亂擦，應該給專業的小兒科醫師評估，辨識為哪一種尿布疹問題，藉由飲食的調整、環境的控制、適當的藥膏，才能真正痊癒。請記得：尿布疹雖然只是小問題，背後卻隱藏著大學問喔！

13. 黃疸

黃疸是新生兒常見的問題，多數醫師會幫您注意黃疸值，過高的話就會住院照光治療，並尋找可能的原因。很多媽媽以為寶寶有黃疸就應該停止哺餵母乳，甚至聽信非兒科醫師或母嬰用品店老闆的建議，改喝配方奶。切記，此觀念大錯特錯。**黃疸絕對不是停止哺餵母乳的理由！**

在這裡跟各位介紹兩種與母乳相關的黃疸，就是「哺乳性黃疸」（breast-feeding jaundice）與「母乳性黃疸」（breast-milk jaundice），其他造成黃疸的原因很多，但都需要檢查才能得知。

「哺乳性黃疸」發生在寶寶出生後兩、三天，持續到一至兩週大，原因是媽媽的母乳量還不夠，造成寶寶輕微的脫水所導致。碰上哺乳性黃疸的處理方法，是檢視餵奶的姿勢是否正確，並且增加餵奶的頻率（每一個半小時到兩個半小時餵一次），避免讓寶寶連續睡四個小時以上不喝奶。如果已經很努力追母乳仍然不足，可以暫時用配方奶擋一下，以免黃疸繼續竄升，但還是要頻繁的擠或餵母乳，直到奶量增加，足夠讓寶寶吃飽為止。

至於「母乳性黃疸」才是因為母乳裡的成分所引起的黃疸，這種黃疸都發生在一週以上的嬰兒身上，持續到兩個月大。一開始碰上母乳性黃疸，我的建議還是繼續餵母乳，增加頻率，增加奶量。因為寶寶吃得多，頻繁的排便可以帶走更多的膽汁，進而降低黃疸值，這個方法叫做「降低腸肝循環」。

母乳寶寶若黃疸值居高不下，應該先帶到醫院檢查有無其他引起黃疸的原因，若確定無其他因素造成黃疸，寶寶雖然皮膚一直很黃，基本上可以不用理會，繼續追蹤即可。有些寶寶的黃疸值持續過高超過兩個月，到一定程度，可以暫時用配方奶餵食兩、三天，然後繼續餵母乳。在那兩、三天的休息間，應該就可以讓黃疸值下降了。記得，用配方奶的那幾天，還是要把母乳擠出來，以免造成母乳量減少。有些醫師會以藥物控制母乳性黃疸，這是一個選項，但並非一定必要。

想告訴純母乳派的媽媽們，不要把配方奶視為牛鬼蛇神：只要餵母乳的堅持與毅力存在，單純兩、三天的配方奶並不會讓您的孩子智商變低，或者變成過敏兒，這些都是杞人憂天、庸人自擾的擔心。

至於那些認為母乳會造成黃疸而不敢繼續餵母乳的媽媽們，放心吧！馬偕醫院小兒科這麼多年來，還沒見過一個因為喝母乳得了黃疸而引起任何後遺症的病例。母乳是上帝最好的禮物，怎麼可能會傷害您的孩子呢？拒絕聽信不專業的建議，跟真正的小兒科醫師討論方法，才是最好的選擇。

最後提醒爸爸媽媽，沒有任何寶寶的皮膚是完美的，求好心切的您必須認清這一點。電視或平面媒體上的漂亮寶寶都是修過圖的，正常寶寶的皮膚不可能每天都如此乾淨。只要是上面描述的那些無關緊要的疹子，都不需要過度反應或者塗藥，以免弄巧成拙。

送醫的時機

1. 寶寶身上有任何小水泡，最好就醫檢查。
2. 任何皮膚病徵經過上述處理仍未痊癒者。
3. 異位性皮膚炎、嚴重尿布疹、黃疸，這幾項需定期追蹤。
4. 草莓型血管瘤若長在頭頸部、關節處，或大小超過五公分，身上長超過五顆以上時，需盡早就醫。
5. 寶寶身上有上述以外的不明皮膚表徵者。

第三章

寶寶怎麼吃才健康？

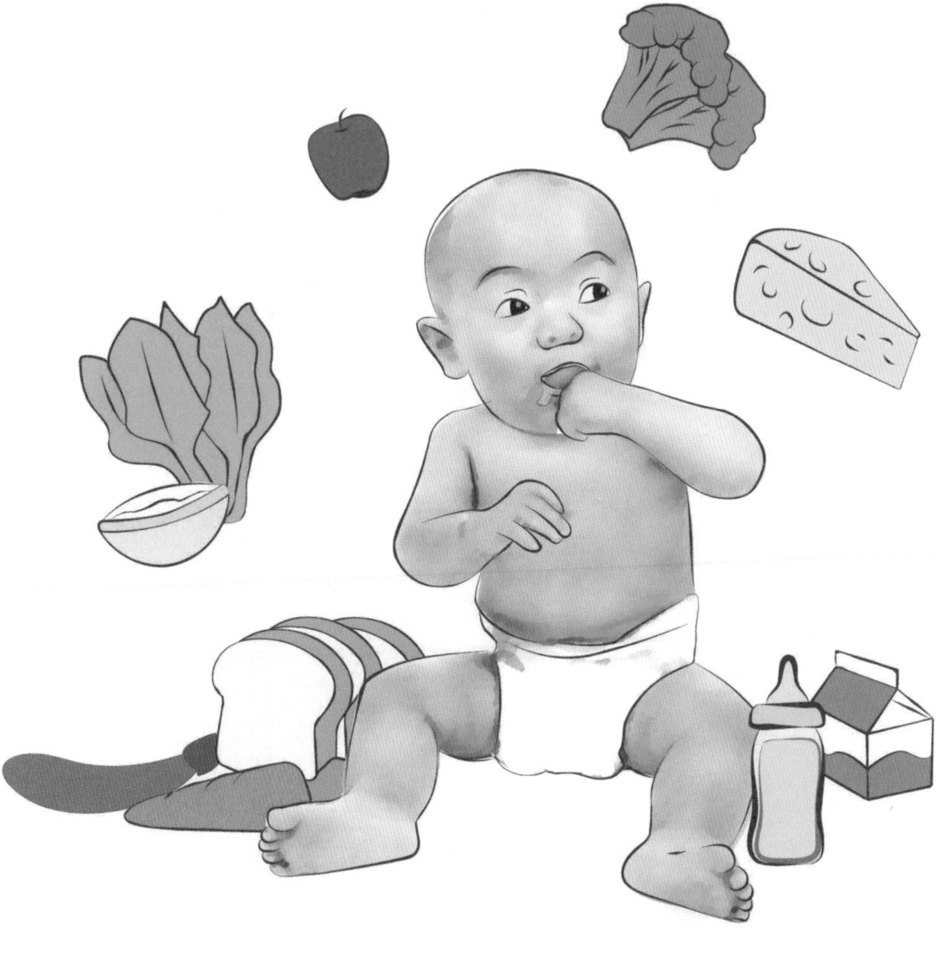

所謂「民以食為天」，不論是新生兒，或是學齡兒童，父母親最關心的事情，莫過於「孩子吃得好不好」了。在我的部落格，幾乎每個禮拜都有網友請教兒童餵食的問題。當然商人也絕對不會放過這門生意，營養品、補充品，各式各樣的花招百出，就是在利用家長對孩子「吃」的煩惱。孩子的飲食，有這麼困難嗎？究竟我們現在接受的飲食資訊，是來自廠商？還是真正的專家？我相信這也是每一位家長心中的疑惑。

接下來的章節，我將會針對不同時期的兒童可能遇到的飲食問題，做簡單的建議與整理。希望新手爸媽看完之後，能信心大增，也對您的孩子餵食問題更加得心應手！

1 五大原則，分辨正確的飲食建議

在臺灣，如果家長不知道要給孩子吃什麼，除了家裡的長輩，常常第一個詢問的「專家」，竟然是母嬰用品店老闆。現在因為網路發達，狀況比較改善，很多媽媽寫信到我的部落格留言詢問，或者是參考兒科醫師、營養師所寫的書籍文章，都是正確的做法。

然而網路上的資訊，還是充斥著以訛傳訛的內容，商業廣告依然無所不在的滲透，有時候甚至連專家都被迷惑了。所謂的「專家」就是兒科醫師或營養師，如果我們不努力進修，跟上資訊的腳步，辨明哪些是真、哪些是偽，很容易就會提供給家長錯誤、落伍的飲食衛教觀念。其實只要掌握一些原則，就能讓爸媽懂得「辨明正確的飲食建議，減少聽信謠言」的機會。

原則一：親餵母乳媽媽的限制多？別再理會了！

親餵母乳的媽媽，常常會被要求「要擠出來餵，才知道寶寶喝了多少」、「每隔三到四小時再餵，免得寵壞了寶寶」、「學習用奶瓶，不然以後妳上班寶寶會無法適應」、「換成配方奶一陣子，不然寶寶黃疸不會退」、「媽媽正在吃感冒藥所以不能餵母奶」……莫名其妙的規矩不勝枚舉。

上面這些謠言，千萬不要理會，餵母乳是再自然不過的事，根本不需要有負擔。寶寶出生之後，好好享受與他肌膚相親的時間，**餵母乳不用擠出來，不要規定時間，不用擔心黃疸，吃感冒藥或抗生素都不需停止哺乳**。只要媽媽有脹奶的感覺，寶寶的尿布每天也都達到有重量的六包以上，就表示喝得很夠。很多寶寶會有大小餐的情形，這是正常的，每個寶寶的胃容量不同，也不可能一次喝太多。所以我的第一個飲食建議是：**只要媽媽本身吃天然的飲食，所有限制「親餵」母乳的傳言，幾乎都是錯的。**

其中最讓我受不了的錯誤觀念，也是幾乎所有媽媽都會犯的錯誤，就是「把母乳擠出來，看看寶寶吃了多少毫升」這個動作。母乳擠出來的毫升數，就像海綿吸飽了水，擰乾測量含水量，但是這並非寶寶真正喝到的奶量。親餵母乳的寶寶，就像海綿放在水龍頭下，水龍頭沒有關，讓海綿上游持續有涓涓細流的水，下游同時讓寶寶吸吮，也就是一邊製造、一邊供給奶水的概念！

所以「把母乳擠出來」所測量出的奶量，肯定是低估了寶寶真正喝到的奶量，只會讓媽媽更焦慮，焦慮反而奶更少！

原則二：四至六個月之後的寶寶，除了蜂蜜，不需限制任何天然食物！

別再聽信「奶、蛋、豆、魚要一歲之後才可以吃」的說法，因為這是一項很落伍的建議，全世界已經沒有任何專家會這樣衛教了。

四個月之後，寶寶的消化酵素已經趨於成熟，尤其是喝母奶的寶寶更是如此，因為他們已經從喝母奶的過程中，學習消化多種不同的蛋白質。所以，如果寶寶開始對成人的食物有興趣，一歲以前，除了蜂蜜恐有感染之虞不要碰，其實什麼都可以試。很奇怪的是，臺灣的家長對於給寶寶吃天然的「雞蛋」這件事敬謝不敏，卻對含有食品添加物的人工製品如米精、牙餅、嬰兒罐頭等趨之若鶩。其實這些食品添加物才是引發過敏的元凶之一，雞蛋反而能讓嬰兒漸漸產生耐受而「去敏感化」。

還有一些家長不敢讓寶寶吃副食品，是因為寶寶牙還沒長齊。但其實寶寶的牙齦也是很強壯的，只要把食物剪碎、弄軟，他們都可以練習咀嚼，也能消化得很好。

原則三：小孩正在發展，千萬別吃得跟老人一樣！

很多媽媽問我：「小朋友可以一天吃兩顆蛋嗎？」當我說可以的時候，他們總是憂心忡忡的繼續問：「這樣膽固醇不會太高嗎？」也許是大人「三高」的問題太嚴重，讓全民對於鹽、膽固醇、碳水化合物和油脂這些詞產生莫名的害怕。其實這些東西都是我們身體必需的營養，缺一不可，只是年紀大了才不能過量。

至於小孩，他們正在發育，**每天所需的熱量主要來自澱粉，攝取蛋白質的比例也應該比成人還要高**。有些父母幫孩子準備各式各樣清蒸或水煮的食物，自己卻在吃油炒青菜，其實應該交換才對。一歲以下的小朋友，只要不是人工的反式脂肪，所攝取的油脂成分，來自動物性或植物性都可以。至於孩子愛吃多少雞蛋，或者加一點鹽巴調味，都不需要禁止或害怕。

原則四：只要是裝在瓶罐裡的東西，都不是長期且必需的！

臺灣人喜歡吃保健食品，一年的消費額可蓋半棟一〇一大樓。其中我看有很大一部分，都是求好心切的媽媽替孩子補充的。這真是另類的臺灣奇蹟！

我的看法很簡單：除了正常飲食，不必補充——營養食品——上述的空格，可以填入任何你聽過的產品，舉凡鈣片、酵素、益生菌，族繁不及備載的膠囊、粉末、飲品。

很多媽媽陷入一種惡性循環，就是孩子不吃飯，只喝奶或只吃零食，擔心他營養不良之下，看到保健食品的廣告，決定給他補充這些東西。給了這些東西之後，家長自我安慰的以為情況得到了緩解，就更不積極解決喝奶、零食的問題，於是孩子就更放縱的吃營養不均衡的食物，直到健康出了問題。另一種心態則是「輸人不輸陣」。雖然孩子已經吃得很均衡了，總覺得別人在吃，我們家小孩不吃，是不是就會矮人一截，所以各種保健食品都要來一點，以滿足自我的危機感。

不瞞各位說，不只是家長被廣告洗了腦，連專家們如我也都會受影響，懷疑自己的信念，開始做一些模稜兩可的建議。這就是為什麼當您拿著保健食品去找醫師，想問他：「這可以吃嗎？對孩子有沒有幫助？」得到的答案往往非常模糊。

就讓我提供最簡單的飲食技巧：**只要是裝在瓶罐裡的東西，都不是孩子長期必需的。**就像醫師開藥一樣，吃藥總有期限，營養食品也是。就算只是吃益生菌，醫師也應該告訴家長要吃多久才是。

原則五：煮熟的食物，絕對比生食安全！

您一定聽過有人說「青菜煮熟之後就沒營養了」。不過如果您偶爾看到新聞報導，有關歐美國家發生因生食而導致的「出血大腸桿菌汙染事件」，應該會讓家長對這個觀念有新的看法。

全世界大部分的文化都還是以熟食為主，這樣的飲食習慣演進絕非偶然。在過去公共衛生還不發達時，吃生青菜或其他生食，不僅不安全，甚至可能致命！即使是現代的先進國家，每年仍會有一、兩起重大的食物汙染事件，除了前述所說的出血大腸桿菌，還包括對兒童致病力很強的沙門氏桿菌。

但是，食物只要煮熟，這些細菌就很難存活了。這也是為什麼世界衛生組織（WHO）建議「奶粉要用七十度以上的水沖泡」，因為只要溫度不夠高，寶寶就可能有感染的危險。簡單的說：**家裡食物最好的消毒法，就是把它煮熟。**

那麼，營養怎麼辦？不會流失嗎？基本上，我們從食物中得到的營養成分，主要是澱粉、蛋白質、脂肪、維生素、礦物質，以及幫助腸胃蠕動的纖維。這六種成分，只有維生素有被煮熟流失的可能，其他在非油炸的一百度高溫下，幾乎不會有什麼改變。藉由熟食，不僅可免去感染問題，也保存大部分的營養。至於會因煮熟而流失的維生素，只要吃點水果就解決了。

以上五大原則，提供爸爸媽媽對抗排山倒海的兒童飲食建議或廣告。掌握這些技巧，以後幫孩子準備食物的時候，再也不用提心吊膽。讓孩子不必緊張兮兮的好好享受「吃」，就是爸爸媽媽提供給孩子最棒的禮物之一！

2 第一時期（零至六個月）：母乳／配方奶

母乳的好處多多。舉例來說，母乳可以減少嬰兒感染症的機率，省錢、安全、營養均衡、寶寶腦部發育較佳、智商較高、減少過敏、減少兒童肥胖的機率等，總之優點是「族繁不及備載」，這裡就不再贅述。

然而，很多媽媽在餵母乳時面臨許多困難，弄得身心俱疲，寶寶也很痛苦。醫師都會說，只有非常少數（約一％）的媽媽才會母乳不足，只要有恆心、有毅力，餵母乳必定成功。但據我所知，很多媽媽已經非常有恆心及毅力，也苦撐了六個多月，母乳量依然不夠寶寶喝，因此沮喪或自責。其實現在婦女因為平均生育年齡已經比過去高出五、六年，生活職場壓力大，內心焦慮指數都很高，加上家庭支持系統薄弱，因此母乳不足的百分比，恐怕比一％高出許多。如果您也是其中之一，請不要難過或自責，這是很自然的現象。

黃醫師聊聊天

我老婆生第一胎的時候已經 31 歲。她誓言要餵母乳餵到寶寶 1 歲，而且因為有我這個專業人士從旁協助，她信心滿滿。沒想到，不論怎麼頻繁的哺乳，奶量還是很少，她壓力非常大，心情十分沮喪，家人都安慰她，這是很正常的。後來不得已加上配方奶，還是盡力親自哺乳到寶寶 6 個多月大，中途並沒有放棄，我們對這個結果已經很滿意了。

餵母乳

餵母乳分為「追奶期」和「穩定期」。

寶寶剛出生的頭幾個星期，奶量還不穩定，這時期就是追奶期。追奶期通常是寶寶哭就餵奶，媽媽可能會辛苦一點，有時候甚至一個小時就餵一次。一般狀況而言，這時期約在兩週之內。此時，一天哺乳十二至十四次都是很正常的，媽媽必須要先有心理準備。有些人追奶期很快，只要三、五天母乳就如噴泉般湧出，這些媽媽反而要擔心的是乳腺堵塞和乳腺炎；反之，有些人追奶期長達兩個月，一直很勉強才追得上寶寶的食量，這些媽媽也很辛苦。

要如何增加奶量呢？簡單的說有四個條件：**母嬰肌膚相親、學會躺著餵奶、爸爸按摩肩頸、心情放輕鬆**。

我在門診常常看到一個狀況，越是想要純餵母乳的高學歷媽媽，追奶追得越辛苦。反而是那些純樸的越

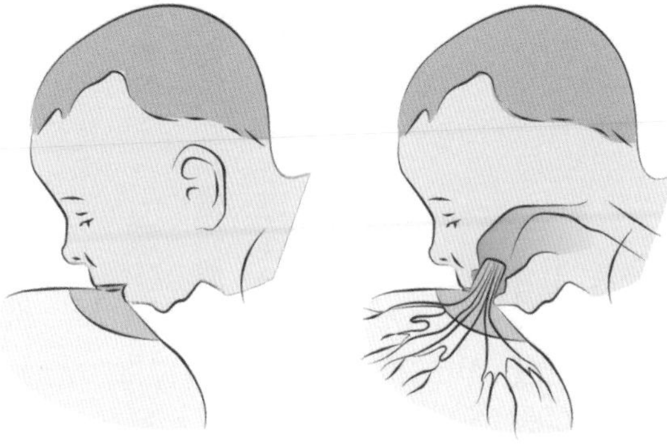

圖 3-1：不正確的含乳姿勢——乳頭會疼痛

南新娘，憑著一股傻勁，奶水反而源源不絕。所以心情要放輕鬆，規律的餵奶、睡覺、喝水，想太多反而奶量更少。

很多補品或飲品都號稱有增加奶量的功能，然而以醫學角度而言，這些食物的幫助真的不大。不如我提供一個增加奶量的方法——就是寶寶出生後馬上與媽媽肌膚相親，開始吸吮乳房，並且每天持續與寶寶有這種脫掉衣服，肌膚接觸的「袋鼠護理」，會讓媽媽的奶量更多。再次提醒，寶寶和媽媽一定都要脫掉衣服，肌膚接觸，姿勢才會正確（天冷的話請開暖氣）。

餵奶如此頻繁，媽媽要如何睡得飽呢？雖然說寶寶餓了就餵，但有些寶寶邊吃就邊睡著了，一餐拖到一個多小時，馬上寶寶又餓了，結果變成一整天都掛在身上。要解決這個問題，唯一的辦法就是：躺著餵奶，絕對不要坐著餵，當寶寶睡著時，媽媽可以一起睡著，這是母乳協會建議

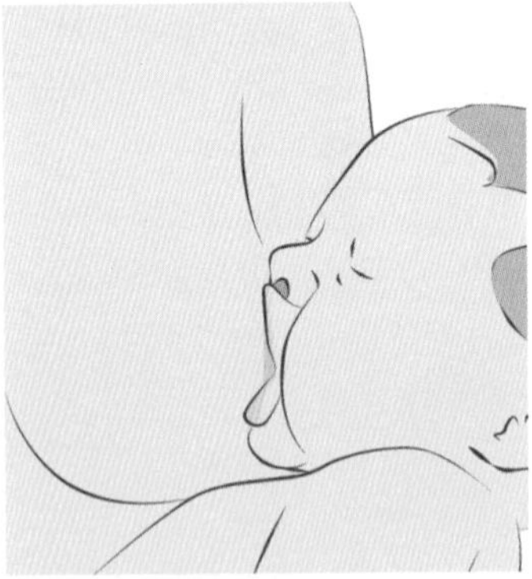

圖 3-2：正確的含乳姿勢
嬰兒皮膚緊貼著媽媽的皮膚，嬰兒鼻頭對準媽媽的乳頭，讓嬰兒自己找尋乳頭之後含上。含上時，嬰兒上下唇都應該是外翻的，而且媽媽的乳暈幾乎都被含入口中，這樣才不會痛。只有少於 1% 的寶寶會因為舌繫帶過緊導致無法正確含乳，如果有這樣的情形，請和您的醫護人員討論是否需要手術。

的。事實上，正在泌乳的媽媽因為荷爾蒙的關係，會很想睡覺，這是自然的現象，就放心的睡著沒關係。

如果奶量不足，兩邊乳房吸完寶寶仍哭鬧，以下做法供妳參考：

1. 每次餵奶時間不要超過三十分鐘，每一側乳房約十到十五分鐘。如果寶寶吃幾下就開始愛睏，表示奶水流速太慢，此時用手擠壓乳房，可以幫助泌乳量大一點。十五分鐘後，將乳頭從寶寶口中輕輕拔出，換一邊繼續餵十五分鐘。兩邊都吃完了，媽媽翻個身倒頭就睡，等寶寶又哭時再起來餵奶，下次可能間隔一、兩小時。

2. 如果兩邊餵完，寶寶卻馬上啼哭，請家人先安撫寶寶，讓媽媽睡一個小時以後再說。此時可以請家人給十毫升配方奶「擋一下飢餓」，最好用滴管餵食，以免寶寶乳頭混淆。

3. 心裡要很篤定，想著「我已經盡力了，剩下的交給上帝」，在沒有睡覺的空檔，請家人或老公幫忙按摩肩頸，不要花太多時間在推乳房硬塊。其實肩頸放鬆之後，乳房硬塊很容易就疏通，這才是最有效的通奶絕招。

黃醫師聊聊天

我見過許多媽媽，餵奶的時候很緊張，過程又很冗長不知何時該停止，導致睡眠時間太少，醒著還被強迫一直吃東西，花生豬腳、鱸魚湯、麻油雞、發奶茶，吃得壓力好大，母乳反而因此越來越少。

等到奶量已達穩定期（通常是一個月之後），就可以開始固定每兩小時到三小時餵一次。白天如果已經超過三小時沒有哺乳，而寶寶在睡覺，可以輕輕把他搖醒餵奶；夜間則可以允許連續五個小時不哺乳，不用搖醒寶寶。三個月大之後，如果寶寶的食量很好，又不會溢奶，甚至可以延長到四個小時餵奶。

我知道有育嬰書籍建議，可以在寶寶出生後就開始每四個小時餵一次奶，但是這樣做對於一些奶量較少的媽媽而言，一定會失敗。要在寶寶出生後很快就四個小時餵一次奶，必須寶寶天生胃容量夠大，又不會吐奶，媽媽本身又是奶量豐沛型的，才有可能一個禮拜就達成穩定期，這種組合可遇而不可求。

如何知道寶寶有沒有吃飽？這是很多親餵母乳的媽媽心中的疑惑。一般來說，**每天如果有大三次便，尿布有沉甸甸的六包以上**（此標準符合六天大之後的嬰兒，一般寶寶第三天尿三包，第四天尿四包，第五天尿五包，第六天以上都是六包），**就表示寶寶有吃飽了**。

另外，在正常的狀況下，寶寶出生後體重會減輕，一直到十四

黃醫師聊聊天

瓶餵的嬰兒長大後肥胖的機率比較高，即使瓶子裡面裝的是母乳也一樣。因此，如果要讓寶寶習慣瓶餵，至少要等寶寶一個月大以後再開始。

天大時，才會恢復出生時的體重。如果出生兩週內有恢復到出生時的體重，之後並持續增加，就表示寶寶有吃飽了。最後一個指標，就是噴乳反射。一般媽媽在兩、三週後，奶量應該多到有噴乳反射才對。如果一直沒有噴乳反射，表示奶量還不太夠，仍需繼續努力讓奶量增加。

有媽媽跟我說：「因為產假請完要上班，不能再親餵，所以要提早改用奶瓶裝母乳餵食。」這樣做的話，小心會有乳頭混淆的問題發生。讓寶寶太早接觸奶瓶，可能會因此不肯吸媽媽的乳頭，萬一真的發生乳頭混淆，媽媽會因為缺少寶寶的吸吮刺激而使奶量減少，最後不得已只好添加配方奶，那就前功盡棄了。上班之後的安排，等真正上班時再來煩惱就好了。

親餵的母乳有「前奶」與「後奶」之分，「後奶」部分脂肪較高，容易讓寶寶有飽足感。把母乳擠出來瓶餵並不是不可以，只是這有點像我們吃西餐，把前菜、主菜和點心全部丟到果汁機混合以後送上，似乎並不是很可口。

餵母乳的寶寶不用喝水。拍嗝只是安撫作用，不一定要聽到「嗝」一聲才能罷休。有些特別會溢奶的寶寶我會建議拍嗝，可以減少溢奶的次數，其他的寶寶則不拍嗝也沒有關係，如果哺乳完畢的時候寶寶已經睡著，更不需要把他吵醒拍嗝。母乳冷藏可以放三天，

冷凍則可放三個月，但解凍後不可再凍回去。❶

餵配方奶

剛剛說了一大堆母乳的好處，基本上也就是喝配方奶的缺點。配方奶裡沒有抗體，因此失去了許多母乳免疫上的優點。然而，還是有些狀況會給寶寶喝配方奶。以下是一些可能的情況：

1. 寶寶出生後體重下降超過一〇%以上，可以稍微添加配方奶「擋一下」。母乳當然還是要繼續哺餵。

2. 媽媽有愛滋病，或者正在化療，或者服用一些特別的藥物（請與您的小兒科醫師確認是否能哺乳，不建議與其他非婦兒專科醫師討論）。

以下都不是使用配方奶的理由：

1. 覺得寶寶好像沒吃飽？請勿憑感覺。分辨寶寶是否吃飽的方法在上文有敘述。

2. 黃疸？黃疸絕對不是停止餵母乳的理由！如果有任何醫師或親戚因為寶寶黃疸而建議您「停止餵母乳，改用配方奶」，請不要接受。當然，暫停一、兩天是可以的，但還是要持續擠奶。

3. 吃母乳比較會拉肚子？絕對錯。正常母乳便本來就稀稀黃黃的，並非吸收不良。

4. 其他誤解：包括乳腺炎、感冒、吃感冒藥，還有一大堆稀奇古怪的理由，大部分都不是停止餵母乳的原因。

現在高齡產婦越來越多，如果您已經很努力，然而乳汁依然不是很足，或其他不可抗拒的理由，必須使用配方奶，那麼可以選擇您喜歡的廠牌。選配方奶的原則很簡單：只要是大廠牌的嬰兒奶粉即可。網路上有很多以訛傳訛的謠言，都沒有科學根據，比如說：

1. 某些牌子比較會便祕，某些比較不會？此論點並沒有證據，而且常常某藥局老闆介紹比較不會便祕的廠牌，竟是另一位藥局老闆所不建議的，相互矛盾的狀況比比皆是。

黃醫師聊聊天

2013年的兒科學期刊（*Pediatrics*）發表了一篇研究，針對一開始母乳噴發比較慢的媽媽，在兩次親餵母乳之間，用滴管給予少量的配方奶，約10毫升左右，讓寶寶暫時停止哭泣，也解除了媽媽的焦慮。3個月過後，這群嬰兒仍有95%仍在喝母奶，而且79%是純母乳哺育。反之，當初那些母奶比較少，卻選擇硬撐不給配方奶的媽媽，3個月後只剩42%是純母奶哺乳。

臺灣的媽媽要不就是放太鬆（隨便就放棄母奶），再不然就是繃太緊（母奶死硬派），其實哺乳就像是馬拉松比賽，在起跑的時候，不要隨便放棄，當然也不要讓媽媽氣力放盡。心情篤定，持盈保泰，讓寶寶到了3個月，甚至1歲的時候，都還有新鮮的母乳可以喝。

2.喝羊奶比較不會過敏？完全沒有根據，而且還比較貴。

3.某些牌子添加某種營養素，或者添加益生菌，號稱比另一家廠牌好？事實上無從比較起。

現在的嬰兒奶粉，都必須符合WHO的嬰兒奶粉規範才能通過審查，也就是說，不管什麼品牌，內容應該都大同小異。但是沒聽過的小品牌也許是有毒的黑心奶粉，因此還是避免為妙。通常國際大廠產線比較完整，會同時擁有早產兒奶粉、水解蛋白奶粉、無乳糖奶粉等，可以做為某品牌是否為「大廠」的指標。

如果您的家族中有人有過敏體質，可幫寶寶選用「部分水解蛋白奶粉」。但是這些孩子使用水解蛋白奶粉，只能「等於」母乳對於過敏的幫助，並不能「超越」母乳的效果。水解蛋白奶粉選取的原則也一樣：大廠牌即可。還有一種更嚴格的「高度水解蛋白奶粉（或稱全水解奶粉）」，是留給嚴重牛奶過敏的寶寶吃的，一般寶寶就別嘗試了，很難喝。

根據研究，對牛奶過敏的寶寶同樣也會對羊奶過敏，因此遇

黃醫師聊聊天

有些媽媽因為餵母乳失敗，就一股腦兒給配方奶，將母乳完全停掉，這是沒有必要的。就算沒有辦法純餵母乳，讓寶寶兩種奶搭配著喝，還是有某種程度上的好處，所以媽媽們千萬不要放棄啊！

到過敏的時候，羊奶並不在選擇之列。

選好了配方奶，就依照罐子上的指示，上面寫怎麼泡，就怎麼泡。大致上奶粉罐裡的匙子有兩種：一匙加三十毫升開水的小匙，或一匙配六十毫升開水的大匙。先在奶瓶裡加入滾燙七十度以上的水，然後加入適量的奶粉，拴緊搖勻後，在冷水龍頭下沖涼，滴一滴在自己的手背上試試溫度，不會太燙的話就可以餵了。

第一個月一天約餵六到八餐（每三小時間隔），兩個月之後可以改成一天餵五到六餐（約每四小時間隔）。餵配方奶最怕的並不是吃不飽，反而是餵太多，因此千萬不要強迫餵食。

每天的總奶量平均約為「一五〇×公斤／體重」毫升，但仍要看寶寶本身的體質需要而定，有些寶寶的奶量甚至打七折，就足夠維持正常的生長曲線，所以千萬不要拘泥於數字。**奶量的算法應該是「加入的水量」，而不是「泡出來的刻度」**，這點常常被誤解。容易溢奶的寶寶則不適合強迫四小時餵一次，應該少量多餐，改三小時餵一次，並減少每次餵食的奶量。

注❶：其他有關餵母乳的問題，可以上國民健康署哺乳衛教的網站：

臺灣母乳協會的網站：

3 第二時期（四至十二個月）：添加副食品

十多年前，專家大多建議六個月以後才開始添加副食品，尤其是家族史有過敏的孩子，通常會被建議延後再延後。然而，現代醫學已經證實：太晚給副食品不但不能減少過敏機率，反而還可能會增加！因此，美國兒科醫學會與歐洲大部分的國家，現在大多是建議四到六個月開始為嬰兒添加副食品，也是醫學上最好的時機點。

太晚接觸副食品，錯過黃金時期

雖然世界衛生組織建議純母乳哺餵至六個月，才開始添加副食品，也是非常正確的做法，但別忘記前提是「純母乳哺餵」，尤其在一些貧窮的國家媽媽非常重要。對這些國家的寶寶而言，親餵母乳是唯一保證衛生的食物來源，其他食物都可能有造成感染的風險。至於臺灣，到六個月還純親餵母乳的比例並不高，大部分的寶寶是以奶瓶餵食（即便裡頭裝的是母乳）。要知道，吸奶瓶是一件「極懶惰」的被動式吞嚥，吸乳房的動作遠遠複雜許多，因此如果不在此時添加副食品，寶寶的口腔肌肉無法得到良好的訓練，也會影響未來的咀嚼能力，以及語言能力。

更不用說，以免疫學的角度而言，四個月到九個月是訓練寶寶免疫耐受性的黃金時期！當嬰兒的腸胃道在四個月大準備好接受副食品的同時，身體的免疫系統也開始準備好免疫耐受性的產生，而此黃金時期（window of tolerance），正好是在嬰兒四個月到九個月的年紀之間。

因此，在這段期間添加的食物，絕對不要避重就輕，要記住只要是天然的食材，包括蛋白、蛋黃、魚肉等等，都應該在寶寶四到九個月之間添加，即便是過敏體質母親所生的孩子也不例外。舉例來說，如果寶寶在九個月前曾經吃過「魚」，未來將可以減少將近一半的過敏氣喘機率！

四個月之後——「少量多樣化」的給予

四個月大之後，當您家的寶寶開始對大人的食物睜大眼睛，感到有興趣的那一天，即可開始他的副食品之旅了。一開始寶寶還不太熟悉「吞嚥」這動作，沒關係，還是可以開始「少量多樣化」的給予。

請注意，一開始添加副食品，什麼米精麥精跟奶混在一起喝啦！十倍粥五倍粥吃好幾天啦！這些都是錯誤的做法。這樣不但食物過於單調，而且完全沒有訓練到寶寶咀嚼的肌肉。以前專家（包括我自己）會建議增加食物的種類以「三天增加一種」為單位，但現在的我也已經不再如此建議了。新的添加副食品概念是：**少量多樣化的副食品刺激，直接跟著大人一起吃**，而不是單一食物連續給好幾天。

比如說，今天大人餐桌上有紅蘿蔔，就用湯匙壓爛，或剪碎，就可以直接餵入寶寶的口中了。若今天還有煮豆腐，一樣剜一小匙，也是直接塞給寶寶吃一口。一天不管給幾種食材都可以，重點是量都不要多，一兩口就好，也不要每餐都吃一樣的食物。寶寶如果吞下去，拍拍手，不一定要再追加；寶寶如果吐出來，桌子擦一擦，也不需太過沮喪，其實已經有一點點食物蛋白進入腸胃道，可以刺激免疫力成長茁壯了。

為什麼建議跟著大人一起吃？現代人生活忙碌，開伙的家庭已經不多，如果還要另外擠出時間幫寶寶烹煮食物，勞心勞力，寶寶卻不賞臉，不肯吃，最後常常成為媽媽產後憂鬱的引爆點！

既然要花時間下廚，不如就煮一些自己喜歡吃的東西，即便寶寶不吃，大人也可以開心的分食掉。即便是外食買餐的家庭，為了與寶寶分享食物，也會因此而特別謹慎，挑選健康的店家購買食物，這樣全家人反而會因為寶寶的出生，而一起變健康！

所以，當寶寶出生之後，請全家人一起配合，吃健康的食物，不要讓寶寶看著餐桌上的炸雞薯條，零食飲料，各種重鹹重糖的食物，又不能吃，這就失去了我們輕鬆育兒、健康育兒的初衷。

另外，在前面的篇幅已經提到，不要讓小孩吃的像老人一樣清淡；寶寶的腎臟功能這時候已經有成年人腎臟功能的七成，只吃幾口食物，沒有理由會造成傷害。

一歲以前除了蜂蜜之外，千萬不要刻意閃躲什麼食物，只要是天然食材，都可以吃。我們的目標是寶寶八個月大的時候，應該已經嘗過所有山珍海味，包括各種蔬菜、水果、豆類、魚、肉、雞蛋、澱粉類等等。一開始切記少量多樣化的原則，每種食物吃個兩口就停，不要追多，不要過量，更不要心急想一餐取代喝奶。

判別食物軟硬度的方法

剪碎壓爛很重要，比如說堅果花生等硬食物，三歲以下絕對不可以整顆餵食。如何判定食物是否太硬，不能給寶寶嘗試？以下是辨別的方法：

將食物（如蘋果、堅果等）放在大人的舌頭上，然後用力將食物往上顎頂，看是否能夠將食物壓扁。比如說，蘋果丁雖然看似堅硬，但舌頭與上顎一擠壓，就扁了，表示可以給寶寶嘗試。反之一顆花生米，怎麼頂都還是完整的一顆，就不可以給寶寶，以免吞下過程中異物梗阻，造成窒息。

過敏反應，抓大放小

不用害怕若發生過敏症狀時抓不到兇手。一般情形下，這樣的少量多樣化飲食，就算有不適應，也只會發生輕微的症狀，比如說少許皮膚疹子、輕微的肛門周圍小紅疹等等，這些情形都不需要太在意，畢竟下次吃到同樣食物，又是好幾天以後了。

萬一真的發生大過敏，比如說全身發癢蕁麻疹，或者腹瀉有血絲，一定是當天吃完就會發生，雖然可能已經吃了好幾種食物，但是相信我，幾乎每個媽媽都可以猜得出兇手是哪種食材。會發生這樣的情形，常常是餵寶寶吃得太開心，結果不小心過量了。

如果真的只是吃個一兩口，就馬上有明顯大過敏的跡象，此食物可先暫停兩週，之後把量減半再試一次。

黃醫師聊聊天

寶寶雖然還沒有長牙，但是他的牙齦會去磨碎食物，這對他們的口腔肌肉也是一種訓練，將來比較不會張口呼吸，語言發展也會比較好。讓我再次說明安全食物的挑選方式：將食物（如蘋果、堅果等）放在大人的舌頭上，然後用力將食物往上顎頂，看是否能夠將食物壓扁。能壓扁的食材，表示嬰兒的牙齦也能壓扁；不能壓扁的食物表示太堅硬，就不可以給寶寶，以免吞下過程中異物梗阻，造成窒息。

如果連續兩次都大失敗，才放棄這個食物，等寶寶一歲以後再試看看。

少量多樣化的免疫理論

為什麼少量而多樣化的副食品添加，會比同一種食材連續給好幾天還好呢？我簡單做個比喻。

想像一下把添加副食品，當做對寶寶免疫系統的課程，就像學校課程表的規劃，通常會一天之內上很多種不同的科目，但是都只上一節課或兩節課。不會有老師或學校，是連續三天二十一堂課，統統都上同一門課，這樣壓力太過強烈，孩子一定會疲乏。

添加副食品的原則亦是如此。連續好幾天吃同樣的食物，容易讓腸胃道免疫系統無

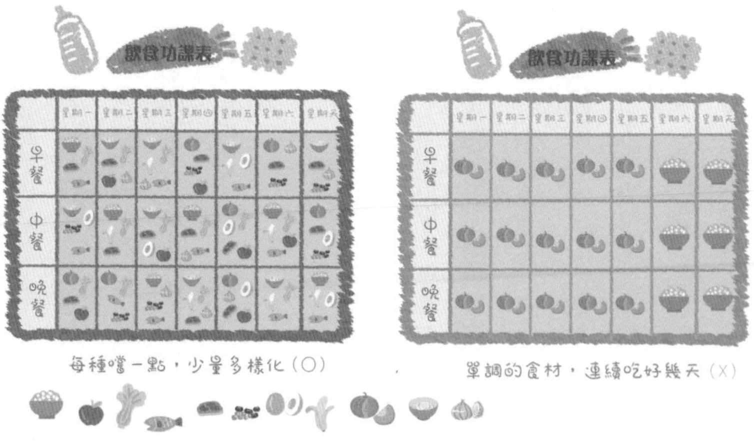

圖 3-3：飲食功課表
讓寶寶吃少量而多樣化的副食品（左圖），會比同一種食材連續給好幾天（右圖）還好。

法負荷，進而誘發過敏反應。以前在門診，就聽到很多媽媽詢問，孩子只是吃了米糊，但兩三天後就會產生過敏反應，接著試每一種食物都是吃三天後過敏，害她心中充滿了挫敗感，不知道要怎麼繼續吃。其實，如果少量多樣化，一天只吃個一兩口，搭配其他食材也是少量的吃，就不會發生這種事情了。以免疫學的概念而言，少量多樣化的免疫訓練，也是母乳寶寶不容易過敏的原因之一，因為「媽媽吃什麼，母乳中就有什麼，而且少量而多樣化」。

什麼食物都吃過之後，六到八個月再考慮取代奶

試過多種食材後，如果寶寶對固體食物接受度很高，就可以開始增加餐數：早上、中午與晚上三餐，都可以先吃一些副食品，再喝奶。時間究竟要早上幾點？中午幾點？晚上幾點？我說：「隨便。」只要家人能配合，幾點都好，有吃到最重要。

等副食品越吃越多時，對奶的需求量自然就會開始減少。如果以六個月大嬰兒每天六餐奶來看，平均到了八個月大時可以斷掉一餐奶，十個月大時可以少掉兩餐奶，到一歲幾乎可以和成人一樣，正常吃三餐，然後再斟酌該給的奶量。這時副食品已經是主要營養來源，牛奶的攝取量並不多，大約三百毫升，當然這也不是絕對的數值，反正只要孩子吃得

很好，很均衡，不喝奶都沒有關係。

如果孩子對於副食品出現不耐煩或不愛吃的態度，可能要想想看，是不是東西太淡了，不好吃？其實可以加一點點鹽巴、橄欖油，甚至是糖來調味，或變化一些顏色，讓食物看起來可口些。如果食物的口味還不錯，寶寶還是不吃，有可能是形狀不對。有些寶寶就是天賦異稟，不喜歡泥狀食物，才七、八個月大就想吃有顆粒、有口感的食物，想吃成人碗裡的食物，這時候只要不是具強烈刺激性的，又是天然的食材，哪有什麼不可以的？就順其自然吧！

九個月以上——把吃飯的主權還給孩子

九個月的寶寶，應該已經達到剛才所提的：三餐先吃副食品，才喝奶的階段。副食品隨著寶寶食欲不斷增加，其中吃得最多、食欲最好的一餐，從八個月大開始，就可以直接把那一餐斷奶，也就是那一餐只吃副食品，不喝奶。原則上，八個月開始，可以每兩個月斷一餐奶。也就是，八個月大時少喝一次奶，十個月大時再少喝一次，大約一歲的時候，就可以三餐都吃副食品，不需喝奶，只要在一天另外的時間喝兩次到三次就可以了。當然，奶量少了，從七個月開始，餐與餐之間，就可以開始訓練寶寶喝水。

把吃飯主權還給孩子

如果寶寶四到六個月大時爸媽就開始給副食品，通常在寶寶八、九個月大時就會吃得不錯。如果原本吃得很好，卻突然不吃了，那有可能是寶寶吃膩了，就要開始給一些較硬、具有口感的食物。有的會開始耍脾氣，會想要吃大人的食物，也不喜歡人家餵，這時可以準備一些可以讓孩子自己用手抓食的手指食物（finger food），只要不太硬，什麼種類都可以。

比如吐司撕成一片片，或將煮軟的紅蘿蔔及馬鈴薯切成一塊塊的，放到盤子裡讓寶寶自己拿，這不但會讓寶寶覺得很有樂趣，又可以促進手眼協調。不一定要用湯匙，只要讓孩子吃飯沒有壓力，弄得滿地都是也無所謂，孩子喜歡玩就讓他玩。

這個階段的孩子有時候吃飯會不專心，對周遭的興

年齡		清晨		早上		中午		晚上		睡前		半夜	
追奶期（0-1個月）	餵奶	餵奶	餵奶	餵奶	餵奶	餵奶	餵奶	餵奶	餵奶	餵奶	餵奶	餵奶	餵奶
穩定期（1-4個月）		餵奶		餵奶		餵奶		餵奶		餵奶		（餵奶?）	
少量多樣化（4-6個月）		餵奶		餵奶		少量副食品、餵奶		餵奶		餵奶			
增加副食品次數（6-8個月）		餵奶		增加副食品、餵奶		增加副食品、餵奶		增加副食品、餵奶		餵奶			
斷奶一期（8-10個月）		餵奶		增加副食品、餵奶		純吃副食品、水		增加副食品、餵奶		餵奶			
斷奶二期（10-12個月）		餵奶		增加副食品、餵奶		純吃副食品、水		純吃副食品、水		餵奶			
斷奶三期（12-15個月）		餵奶		純吃副食品、水		純吃副食品、水		純吃副食品、水		餵奶			
成長期（1歲3個月）				自己用湯匙吃飯，用手抓									

圖 3-4：副食品建議　※（餵奶？）表示可試著此餐不餵奶

趣遠大於食物，如果父母又強逼孩子一定要坐餐椅，規定一定要把碗裡東西吃光光，寶寶就會打從心裡開始拒食、退化。這時父母應該扮演引導的角色，讓寶寶找回吃飯的樂趣。

首先，把吃飯的主權還給孩子，讓他自己決定吃什麼，吃多少，千萬不要把一盤滿滿的食物放在孩子面前，這樣寶寶的壓力會很大，尤其如果要求他要吃光光。有個小撇步是，可以給寶寶一個很大的盤子，上面放很少的菜，然後孩子會開始挑他喜歡的東西吃，一面挑一面吃，到最後他會有成就感的吃光光。而且用這個方法，可以很容易測試出寶寶對食物種類的好惡。

對於孩子不喜歡的食物，可以想辦法把它打爛，藏在其他食物裡面，讓他看不出來這是什麼東西，或者盡量尋找可替代品。例如他不喜歡吃青菜，就可找水果替代，沒有必要非吃哪個東西不可。另外，等他心情好的時候，讓他再試試，如果孩子不喜歡某樣食物，等哪一天他玩得很High時，也許突然間就覺得這東西沒那麼討厭。反正不要心急，一般孩子從不喜歡到喜歡，大概要試三十次以上。

黃醫師聊聊天

很多媽媽懷疑，寶寶吃東西幾乎都用吞的，好像沒什麼咀嚼的動作，這樣可以嗎？答案是可以的。事實上三歲之前，很多小孩吃東西都還是用吞的，別擔心，他們的胃功能好得很。

愉悅的心情，享受用餐樂趣

有個研究是，爸媽如果吃東西很開心，孩子就會覺得吃東西很開心，基本上吃飯時不要太嚴肅，這比你在準備食物時的各種巧思來得重要。總而言之，吃飯的心情要輕鬆愉快，準備副食品的量沒吃完也沒關係，絕對不要強迫餵食，讓孩子享受吃東西的樂趣。

4 第三時期（一歲之後）：餵食困難

老一輩的臺灣人可能還會見到因為貧窮而營養不良的孩童，但在二十一世紀的今天，食物的取得對大部分家庭已不成問題，反而是「餵食困難」成為父母的煩惱。

根據統計，約有二〇％至六〇％的家長反應孩子有挑食、吃太少，或各式各樣的餵食困難。年輕父母常以強迫餵食的方式試圖改善問題，造成緊張與對立；老一輩的照顧者則採放任態度，讓孩子任意吃零食，導致營養不均衡，或生長遲滯。

餵食困難分為六種情形，除了最後兩種因為慢性疾病，或忽視與虐待造成的餵食困難需要醫療協助，其他四種餵食問題，都可以藉由父母親或照顧者的調整與配合，得到改善。以下就簡單介紹這六種情形：

1. 父母過度擔心

這類的孩子雖然體型較瘦小，但其實整體成長是符合標準的，所有的疑慮皆來自父母親過度的期待與要求。這種情況下，如果繼續強迫孩童進食，不但會破壞親子關係，還會讓孩子轉變為第三種「畏懼進食」的狀況。

男孩年齡別身高圖 出生至5歲的百分位

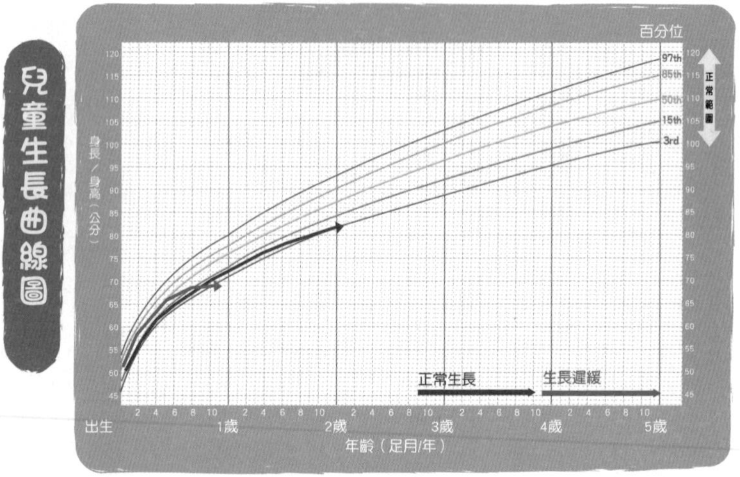

圖 3-5 最新版國民健康署生長曲線圖（男孩）

這種狀況下，需要教育的應該是家長而不是孩子。爸爸媽媽可以替孩子的生長曲線做紀錄，知道孩子屬於此年齡層的第幾百分位，以此預測未來生長的趨勢。位於三％的小孩，到六歲都還是三％，不可能跳到九七％，自己跟自己比就可以了。另外，問問祖父母與外公外婆，爸爸媽媽本身是否小時候也屬於「慢熟型」的小孩，如果也是，就可以緩和對孩子慢熟的焦慮。家長要知道的是，一歲以下的寶寶可以長得很快，但是到了一歲以上，有時候一年只會增加兩公斤左右，甚至三、四個月體重都沒有增加，這些都是正常的現象，不需要擔心。

此時家長若強迫餵食，只會讓孩童發生「進食恐懼症」，他們會以哭鬧、弓背、嘴巴緊閉等行為來抗拒進食，讓親子餵食關係更為惡化。

國民健康署都會公布最新版的男孩、女孩生長曲線圖，**爸爸媽媽可以替孩子做紀錄，以此掌握孩子所屬的百分位及未來生長趨勢。**

2. 活潑好動的小孩，但胃口有限

這是一到五歲餵食問題最常見的狀況。這類孩子的特徵是：吃東西不專心，容易被其他事件吸引，吃一、兩口飯就跑走，家長每次餵食都要連哄帶騙，到處追著跑。家長處理的方法不管是放任的態度，或者是強迫孩童進食，結果都不好。這類孩子的主要處理方式，用一個比喻來形容，就是**「把餐廳當作buffet自助餐店」**！

（1）訓練孩子的飢餓感：如果孩子隨時可以吃牛奶、牙牙餅、點心、果汁，這樣他根本不知道什麼是飢餓感。所以，我們應該讓孩子了解什麼是「飢餓」。訂下規矩，一天除了三次正餐與下午的點心時刻（總共五～六餐），兩餐之間不能吃其他東西，只能喝白開水。把每天喝奶的次數降為兩次，比如說訂下規矩，只有睡前才能喝奶。

（2）**正餐時間buffet自助餐開張**：將食物準備好，讓孩子自由來取食。三歲之前不強迫孩子坐餐椅，他願意坐當然很好，不願意坐也沒關係，坐媽媽大腿上也可。孩子如果吃飯跑來跑去，吃一口跑去玩，玩一玩又回來吃，媽媽只需要堅持一個原則：食物吞下才可離開餐桌，以免噎到。

（3）**讓孩子自己決定吃什麼**：如果您還拿著湯匙，面帶微笑，口出「啊——」一聲，試圖騙取孩子一絲絲的同情，要他勉強張開尊口吃下那一點點食物，請停止這些舉動吧！將食物放在餐盤上，讓他自己拿食物吃，吃多吃少，由他自己決定。當然，兒童情緒反覆無常，有時想自己吃，有時又希望媽媽餵食。當他要你餵時，餵一下沒關係，而當他不想要你餵時，就讓他自己吃。

（4）**三十分鐘後開始收拾**：此時請媽媽「面帶微笑的」把食物收起來，不催促，也不發出最後通牒。這餐如果孩子沒吃什麼東西，就讓他餓肚子沒關係，您必須尊重他的選擇。事實上，一天少吃一、兩餐，我保證對他不會有什麼傷害，真的餓，下一餐就會吃回來了。

（5）**不要準備太多食物給孩子**：太多食物會讓孩子倒胃口，因為他無法吃完這麼多東西，會有挫折感。最好弄個大大的盤子，裡面只有少少的食物，讓孩子全部吃完，滿足他的成就感。如果他還餓，跟您討食物，就再分給他多一些。另外，不要跟您的孩子賭氣，故意每一餐都放他最討厭的食物（比如您認為很營養的花椰菜），這樣好像在挑釁一樣，孩子會放棄吃那一餐，反而更糟。

（6）點心時間以方便為主：除了三大餐跟著大人一起吃buffet自助餐之外，另外安排二至三次點心時間，提供的食物以健康、方便為主。比如說：水果，滷蛋，包子等等。

（7）吃飯氣氛要愉快：非常重要！別開電視、別吵架、別討論嚴肅的話題，更不要在孩子面前討論他不肯吃飯的問題。孩子吃完不需要稱讚他，吃不完也不要責怪他，讓他知道吃飯時間是為自己而吃，而不是為了取悅父母而吃。「沒吃完不准給我下來」是最糟糕的臺詞，父母絕對不要說出口。

3. 畏懼進食

這些孩子可能曾經被強迫餵食，或者嗆到、噎到，或嘔吐等非常不舒服的經驗，開始對吃東西展現明顯畏懼。另外有些是孩子曾經歷過鼻胃管餵食，在換回自主吞嚥的過程中，沒有經過好的餵食技巧訓練所導致。

這時候家長必須停止強迫餵食，並且利用孩子在放鬆或愛睏的時候餵食，減少孩童畏懼的敏感度。另外也可以改變餵食的器具，比如說孩子很怕奶瓶，可以改用杯子或湯匙等。至於曾經使用過鼻胃管的孩子，必須諮詢復健科正確的餵食技巧，改正餵食方式。

4. 選擇性挑食

兒童挑食的問題，解決方法其實是很類似的。挑食的孩子吃的食物量可能很夠，熱量也足，只是不肯吃某一類型的食物，比如說蔬菜，或者是肉。每次吃飯的時候，他們就把討厭的那一道菜推到盤子邊緣，死都不肯碰。如果家長強迫他們把東西吃下去，孩子可能會有作嘔的狀況，甚至真的吐出來。

有時候挑食的原因，是因為扁桃腺腫大，嘔吐反射過度敏感，因此碰到大塊的食物，或者太硬的食物，就會想吐。既然孩子不是故意的，知道這個狀況之後，以後可以烹煮較軟的食物，或者將食物切小塊一點。

挑食的孩子還有一種可能，就是食物太難吃，也就是太過清淡。法國就曾經有一項研究，利用在青菜中加一點點鹽巴，來鼓勵孩子多吃青菜，結果僅僅添加青菜重量〇．五%的鹽，就可幫助孩子多吃二十三克的蔬菜。所以如果希望孩子多吃正餐，少吃餅乾零食，似乎反而應該在正餐中多加點鹽巴才是。

遇到挑食的孩子，最忌就是跟他硬碰硬。基本上，很少食物是不能被取代的，比如說不愛吃肉，那麼有魚、蛋、豆類，都可以提供足夠的蛋白質；比如說不愛吃蔬菜，那麼水果當中纖維質較多的柑橘類、葡萄、奇異果，各色各樣的水果都可以提供幾乎足夠的營養。順著他喜歡的食物，尋找營養均衡的組合，如果不是很確定，可以請小兒科醫師幫您會診營養師討論。

要訓練孩子吃他討厭的食物，可每週提供一次機會，讓孩子再度嘗試。做法是用小貼紙或小玩具獎勵孩子（不要用甜點獎勵），吃一小口就好，並且給予此食物評分，比如說一分是超難吃，十分是超好吃。將此次分數記錄下來，作為下一次評分的比較。過去有研究顯示，經過幾個月之後，孩子對於此食物的厭惡感，可以有效降低一些些。

總而言之，面對挑食的孩子，就是「誘導但不強迫，尊重孩子的喜好，尋找替代食物，情緒保持中立」這四個重點。

5. 遭到忽視或虐待而營養不良

這種孩子是真正的營養不良，大部分發生在社經環境低下的家庭，照顧者不盡責與忽視，或照顧者／孩童本身有精神官能方面的疾病，無法有正常生活。這類的孩子通常各項發展都遲緩、體重下降、免疫力差，並且營養不良，必須會同社工人員處理根本的問題。

6. 因慢性疾病影響食欲

孩子因為慢性腸胃疾病、皮膚病、自閉症，或其他身體疾病而影響食欲。這樣的孩子要治療其根本的疾病才能解決，需要專業的醫師評估後，依照病情做進一步處理。

最後，提醒各位父母，當孩子發生餵食困難欲就醫時，可上中華民國兒童保健協會 IMFeD 餵食困難網站：，填寫孩子餵食問題後，列印出來給醫師參考。

第四章

孩子生病了！

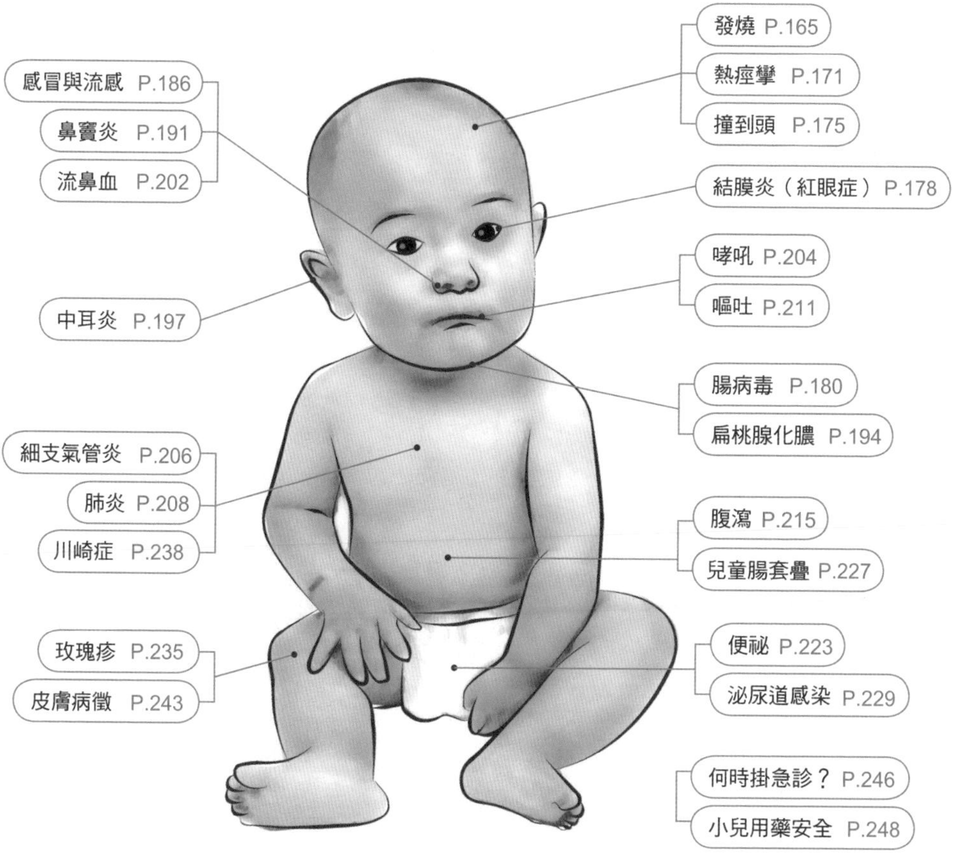

感冒與流感 P.186
鼻竇炎 P.191
流鼻血 P.202
中耳炎 P.197
細支氣管炎 P.206
肺炎 P.208
川崎症 P.238
玫瑰疹 P.235
皮膚病徵 P.243
發燒 P.165
熱痙攣 P.171
撞到頭 P.175
結膜炎（紅眼症） P.178
哮吼 P.204
嘔吐 P.211
腸病毒 P.180
扁桃腺化膿 P.194
腹瀉 P.215
兒童腸套疊 P.227
便祕 P.223
泌尿道感染 P.229
何時掛急診？ P.246
小兒用藥安全 P.248

身為小兒科醫師，每天面對最多的，莫過於生病的小朋友了。臺灣現在生育率低，每個孩子都是寶，一旦生病了，家長難免憂心如焚，一方面希望孩子趕快康復，一方面也想知道為什麼生病，要怎麼預防。

根據我的了解，其實網路上已經有非常多與疾病相關的衛教文章，隨便搜尋就唾手可得。然而我發現，這些文章經常以醫師的角度來描述疾病，使用許多醫學專有名詞，一般的家長真的很難看懂。

基本上，大部分的媽媽並不想知道流行病學，也不想知道某種細菌的界門綱目科屬種等太專業的資訊，應該只是想了解「怎麼照顧」和「如何預防」兩件事吧！不是嗎？所以我的衛教文章，將盡可能提供這兩個方向的內容，雖然不可能盡善盡美，但至少讓大家「輕輕鬆鬆的閱讀」，不再因為孩子生病而焦慮。

1 發燒

小兒發燒是家長最常見到，也是最令家長擔憂的問題。接下來我簡單的介紹，希望讓父母對小兒發燒能更了解，也更不會害怕。

發燒的定義

1.發燒的定義是肛溫（或耳溫）大於（等於）38度；口溫（包括奶嘴溫度計）大於（等於）37.5度；腋溫大於（等於）37.2度。

2.六個月以下的小孩用耳溫槍可能不準，但可以做參考，再量肛溫確認。

3.如果父母親覺得小孩摸起來比平常燒，請不要忽略您的直覺——有七四％是準確的！趕快用溫度計量一下吧！

4.一般嬰兒的體溫比大人還要高；如果穿太多，或洗完熱水澡，或天氣較熱，有時候會上升至三十八．五度。若懷疑是假性體溫上升，您可以讓孩子安安靜靜一個半小時之後，再測量一次。

發燒的原因

1.幾乎來到醫院的發燒病童，九〇%以上都是病毒感染引起。只有很少的部份是細菌感染，以及其他疾病引起的發燒。

2.病毒有很多種，大部份會致命的病毒都已經有疫苗，剩下的病毒只有少數會造成比較大的傷害（如腸病毒71型、流感病毒等）。

3.流感病毒、腺病毒、皰疹病毒、玫瑰疹病毒、新冠病毒等，燒起來溫度都很高，會把家長嚇得半死。

4.病毒感染發燒大部分在三到五天內都會自然退燒。病毒沒有特效藥，大部分也沒有抗病毒藥物，等孩子產生抗體之後自然會退燒。

5.長牙通常不是發燒的主因。

面對發燒的正確觀念

1.**發燒不是造成傷害的原因：**發燒只是孩子生病的症狀，去找引起孩子發燒的原因才是重點，退燒並不是必要的選項。

黃醫師聊聊天

前面提過，嬰兒大約在 6-8 個月的時候長牙，此時剛好是母親送給寶寶的抗體漸漸消失的時候，他因此比較容易受感染而發燒。這就是為什麼很多人都以為長牙會發燒的原因。

2. **溫度高低並不等於疾病嚴重度：**孩子退燒時的活動力好與壞才是疾病嚴重與否的重要指標。

3. **發燒絕對不會燒壞腦袋：**請默念三次。只有約四％的孩子，在發燒時會有熱痙攣的現象，但那與基因體質有關，並非每個人都會發生；即便發生熱痙攣，只要抽搐時間在數分鐘內，也不會造成腦部傷害。過去的人認為發燒會燒壞腦袋，是因為以前發燒的孩子很多是得到了腦炎，如日本腦炎，痲疹，細菌性腦膜炎等等，他們是因為「腦炎」才壞了腦袋，不是因為「發燒」。舉個簡單的例子，一個肺炎的孩子發燒再怎麼高，也不會壞了腦袋；反之，一個腦炎的孩子不用發燒太高，腦袋也有危險。這樣家長們應該可以理解。

4. **發燒是好事情：**發燒可以提升免疫系統的效能，大量使用退燒藥，反而會降低人體免疫力，使病毒更不易被殺死。

以下都是正常的狀況：

1. 用了退燒藥依然不退，或者退了又再燒起來，比之前更高——這是正常的！
2. 發高燒時手腳冰冷發抖（畏寒）——這是正常的！
3. 發燒時小孩懶洋洋，很不舒服，但退燒後又生龍活虎——那就暫時放心了！

孩子發燒正確的照顧

1.多喝水，但不用強迫。少量多次的餵食水分，冷熱不忌。

2.吃退燒藥並不是必要的選項：吃退燒藥的目的是讓孩子舒服，由於一般在體溫三十九度以上孩子才會感到不適，此時再退燒即可，但狀況因人而異。孩子若安安穩穩的在睡覺，切勿強挖起來強迫退燒。若孩子需三個大人抓住才能餵藥，表示他精神很好，不需要吃退燒藥。

3.退燒藥介紹：Acetaminophen（商品名：安佳熱）或Ibuprofen（商品名：舒抑痛、依普芬等），水劑劑型都是（體重／2）毫升，亦即十公斤孩子每次喝五毫升，依此類推。Acetaminophen每四到六小時可給予一次，Ibuprofen則是每六到八小時；每次用藥要等待兩小時藥效才會發揮，約可以降一至一．五度的體溫。

4.只有退燒藥具有「真正」退燒的效果。其它輔助的方式如退熱貼，冰枕，溫水擦拭等等，都只是讓孩子舒服，並不會對中心體溫有任何的影響。

5.退燒塞劑只有孩子嘔吐不能吃藥的時候才使用。使用塞劑退的快，燒起來更快，常常因此畏寒發抖。

6. 小孩手腳冰冷時穿多一點，小孩冒汗時穿少一點，勿反其道而行。

7. 錯誤的照顧方式：酒精擦拭，瘋狂的使用退燒塞劑，逼汗。

黃醫師聊聊天

再次重申，破四舊觀念口訣：

發燒不會壞腦袋，長牙不會起發燒，不要輕易的退燒，精神不佳快送醫。

送醫的時機

1. 您的孩子小於六個月。
2. 您不確定孩子是一般病毒感染還是細菌感染，比如說：
(1) 燒到四十度以上。
(2) 超過二十四小時仍然只有發燒，沒有感冒或腸胃的症狀。
(3) 發燒超過兩天。
3. 您孩子有細菌感染的症狀：燒退時仍精神萎靡（最重要！），甚至意識不清，抽搐等等，都要立即就醫。細菌感染包括腦炎，肺炎，中耳炎，鼻竇炎，泌尿道感染……等等，每一個疾病症狀都不一樣，唯一的共同點就是精神不佳。

2 熱痙攣

很多人應該已經知道熱痙攣不是什麼大問題，但是身為父母，看到自己孩子抽搐的恐怖模樣，恐怕還是一刻也無法忍受。這裡我提供美國小兒科醫學會的一些標準照護建議，供爸媽們參考。

首先，我們要知道熱痙攣與「體質」，與基因有關，是有家族遺傳的。也就是說，不是小孩溫度燒太高就會熱痙攣，必須擁有這個體質的孩子，發燒時才會有熱痙攣。熱痙攣的體質在孩童的比例大約二%到五%，發生的年紀約六個月到五歲之間。熱痙攣首先一定會合併發燒，有發燒才叫做「熱」痙攣，沒有發燒而抽搐就只是痙攣而已。熱痙攣進一步分為簡單型（simple seizure）與複雜型（complex seizure），顧名思義，簡單型比較好解決，複雜型則否。

簡單型熱痙攣的定義是：

1. 發作時間少於十五分鐘；
2. 兩手兩腳對稱性的全身抽搐，包括眼睛上吊，嘴唇發紫；
3. 在二十四小時內只發作一次，沒有復發。

如果您的孩子符合上面的描述，就叫做簡單型的熱痙攣，是不需擔心的事情。一個六個月到五歲的孩子，發生簡單型熱痙攣，沒有其他腦炎或腦膜炎的危險，也沒有代謝性疾病，這樣的熱痙攣是很溫和也很安全的，幾乎所有發作的孩子都可以正常的發展與長大，完全不需擔憂。除此之外，其他情形都算是複雜型，需盡快送醫。

我常被問到的問題是：孩子將來會不會變成羊癲瘋（癲癇症）？事實上，有熱痙攣與沒有熱痙攣體質的孩子，將來變成癲癇患者的機率是差不多的，單純熱痙攣的孩子未來演變成癲癇症的機率，只稍微高一點點。還有家長會問：熱痙攣會不會影響到孩子的智商？答案也是不會。

熱痙攣發作的時候該怎麼處理呢？有三個原則請家長謹記：

1. **保持鎮靜：**仔細觀察孩子的症狀與發作的時間。若有智慧型手機，可以當場錄下發作的情形，就醫時可以提供給醫師做更正確的判斷。

2. **不要亂塞東西在孩子的嘴巴裡：**這樣做只會讓您自己的手受傷，或者讓孩子的牙齒斷裂。

3. **讓孩子的口鼻暢通：**將衣服解開，或將可能堵住口鼻的物品移開。

如果是複雜型發作，要趕快送醫，若是簡單型發作則不用太緊張，來醫院給醫師檢查一下，主要是尋找發燒的原因。大部分簡單型發作不需要做腦波檢查，除非過去到現在已經發作三次以上，才會安排腦波檢查確定是否有其他腦部問題。

熱痙攣會不會復發？答案是：有可能。一歲以前發病的孩子，會有五〇％再發的機率；一歲以後才發病的孩子，則有三〇％；然而如果已經發作兩次，那麼約一半的孩子會發作第三次。

為了預防復發，很多家長會在孩子發燒時，密集的使用退燒藥。很可惜的是，根據研究，使用再多的退燒藥，也無法防止熱痙攣的發生，有經驗的家長應該可以感同身受。因此，若孩子有熱痙攣體質，不需要每次發燒的時候都使用大量的退燒藥，這是錯誤的做法，因為會復發的人依然會發作。退燒的原則比照一般的做法，有影響到精神活動力時再使用藥物即可。

另一個方法是當孩子發燒時，使用抗痙攣的藥物預防發作，這樣的做法是被證實是有效的。然而大家想必知道，抗痙攣藥物基本上與安眠藥一樣，一定會有些副作用。美國兒科醫學會認為：

黃醫師聊聊天

過去我們稱反覆抽搐的病人為「羊癲瘋」，這是很不尊重人的稱呼。現在我們一般是說「癲癇病人」，或者更尊重一點，新的稱呼是「伊比力斯症病人」，配合英文病名 Epilepsy，才不會讓人聯想到「瘋」或「癲」這樣的字眼。

「簡單型熱痙攣本身安全無害，反而是抗痙攣藥物可能有一些副作用，因此不建議常規使用抗痙攣藥物預防熱痙攣。」這是美國的建議，臺灣因為沒有適合的準則，所以原則上由醫師決定。

若是使用 diazepam（一種抗痙攣藥），於發燒的時候開始口服預防熱痙攣，效果可以從三〇%的發作頻率減少至之十一%，但也不是百分之百有效。另一種方法則是當孩子熱痙攣發作的時候，脫下褲子給予 diazepam 的塞劑，將之灌到肛門裡，可以提前停止痙攣。這兩種方式都不會給孩子額外的好處，唯一的好處是讓家長鬆一口氣，焦慮減輕，當然這也很重要。

最後提醒，在接種疫苗時，熱痙攣的孩子，流感疫苗與肺炎鏈球菌疫苗要分開接種，盡量不要在同一天。

3 撞到頭

幾乎不可能有小孩沒有撞過頭。撞頭是很正常的事，七、八個月剛會坐的時候向後倒，一歲會走了向前倒，坐椅子往前翻、往後翻，每天都有家長為了這些撞頭事件就醫。有別於成人，觀察零到二歲小寶寶的身體結構比例，可以發現其頭部，因整體發育與比例關係，所占比重大於其他身體部位，也因此，當小孩發生從高處跌落、碰撞等事故傷害時，頭部著地的機率會較高。

不過，爸爸媽媽可別擔心，因為新生嬰兒頭骨尚未密合完全，在腦脊髓液的保護下，只要不是過度猛烈撞擊，就算是從一百二十公分以下的高度自然跌落，也很少造成嚴重的頭部傷害。

事實上，一些嚴重腦部受創的病例，可能都帶有「一時失控」的家庭暴力成分存在，只是沒有被揭露出來。

孩子跌倒之後，請只需觀察三件事：

1. 孩子有沒有昏倒？
2. 有沒有外傷？包括流血、瘀青、血腫等。

3.三天內有沒有持續嘔吐、走路不穩、頭痛欲裂、意識不清？

這三個指標決定了您的寶寶是否有腦部的傷害，如果三者答案都是「沒有」，那麼家長就可以高枕無憂，不需要做進一步的檢查。

上述三個危險因子，如果孩子有暫時性的昏倒，表示可能有腦震盪之虞，需送至醫院做檢查。至於外傷、流血，必須用乾淨的紗布或毛巾壓迫止血十分鐘，並送到急診處理傷口。嘔吐症狀則比較難判斷，因為很多孩子撞到頭之後都會有輕微的嘔吐，可能是驚嚇或者害怕的緣故，但是若發現孩子越吐越嚴重，則小心可能是腦壓上升的跡象，要趕快就醫。另外，大孩子會自己說「頭痛」，也是一個需要小心的症狀。因此**頭部撞傷後兩、三天，絕對不可私自給孩子吃止痛藥，除非已經給醫師評估過**，允許使用。

撞到頭之後，如果都沒有上述危險跡象，該怎麼處理呢？首先，讓孩子躺著休息一下；如果他想睡，就讓他睡吧！孩子睡著後三個小時內，家長最好不定時的察看他，觀察有沒有任何異狀。三小時內只能給孩子喝流質的食物，以免他嘔吐，讓症狀變得複雜。

在意外發生後接連兩天的夜晚，為了避免腦部慢性出血未被家長察覺，每四小時要把孩子搖醒，看看意識是否清楚，也觀察他的眼神與動作。這種晚上查勤的舉動，只要連續兩個晚上都沒事，就不用再做了，更不需要每個小時都把孩子挖起來，這樣很殘忍。

三天後都沒有異狀，警報也就解除，未來也不會再對腦部有任何影響。因此別再問醫師「小時候曾經撞到頭，現在會不會有後遺症」這種問題啦！

至於頸椎和腰椎，有些家長看到孩子脊椎往後擺動，就緊張得要命。這裡告訴爸爸媽媽們，只要沒有外力擊打脊椎，絕對不可能傷害到裡面的脊髓，更不可能造成癱瘓。兒童脊椎傷害唯一可能發生的情況，就是車禍時沒有使用汽車安全座椅，頸部劇烈前後擺動。除此之外，在沒有外力的加速之下，孩子的脖子再怎麼用力甩動，也不可能造成癱瘓！

4 結膜炎（紅眼症）

所謂的結膜炎，就是眼白的地方出現紅色的血絲。結膜炎有四種：

1. 病毒性結膜炎。
2. 刺激性結膜炎。
3. 過敏性結膜炎。
4. 細菌性結膜炎。

這四種結膜炎雖然一般家長不容易分辨，但是除了細菌性結膜炎，其他三種都不會影響視力，所以也不需要太緊張。

怎麼樣分辨最嚴重的細菌性結膜炎呢？第一，眼白的部分會泛紅；第二，眼睛的分泌物會多到睜不開，這是最重要的兩個跡象。如果眼睛只有一點點分泌物，那就不算是真正的細菌性結膜炎。細菌性結膜炎通常會先只有「單側」，但是過幾天可能傳染到另一邊，也可能會雙側都感染。總之，若是孩子的眼睛很紅，分泌物又多又黏，而且一開始只一隻眼睛有症狀，就表示可能是細菌感染，該去看醫師了。

病毒性結膜炎常常合併感冒的症狀，通常感冒好了，眼睛的症狀也就好了。病毒性結膜炎最厲害的就是克沙奇Ａ24型（腸病毒的一種）引起的「急性出血性結膜炎」，雖然出血看起來很恐怖，但是幾天後就會自然痊癒。點眼藥水對於病毒性結膜炎的病程沒有太大幫助，但是沖洗眼睛的確有舒緩症狀的效果，用生理食鹽水就可以達到目的。每兩個小時沖洗一次，睡覺的時候就不需要了。

刺激性結膜炎的發生，就是小朋友揉眼睛，把髒東西揉進去刺激結膜，造成紅眼的症狀。一般刺激性結膜炎的症狀應該在四、五個小時內會消失，拖太久表示刺激物還沒有排出，可以用生理食鹽水或乾淨的溫水沖洗眼睛，連續五分鐘，應該就可以把髒東西洗出。若仍無法排除，就必須找眼科醫師幫忙。

過敏性結膜炎最不容易治療，通常合併過敏性鼻炎，並且會反覆的發作。過敏性結膜炎可能就必須用眼藥水或口服抗組織胺才能控制，同時也要一起治療過敏性鼻炎。

送醫的時機

如果您的孩子除了眼睛紅，眼球看起來還有些凸起，而且告訴你他很痛，看東西會有兩個影子等，這些都不是單純的結膜炎，必須趕快就醫，不可拖延。

5 腸病毒

臺灣因為腸病毒兒童病例特多，加上政府宣導有方，大部分的家長與幼稚園安親班老師，都對腸病毒有基本的知識與了解，然而相對的也有許多誤解。錯誤的觀念有哪些呢？

誤解一：腸病毒會有腸胃道症狀

事實：大錯特錯！腸病毒共有六十多型，然而造成腸胃症狀的腸病毒非常少。之所以叫做「腸」病毒，是因為病毒感染的途徑會經由腸胃道進入人體，而不是疾病會造成腸胃道的症狀。以後就不要再問醫師「小朋友拉肚子，會不會是得了腸病毒」這種問題了喔！

誤解二：嘴巴上有一個破洞，一定是得了腸病毒

事實：腸病毒的口腔潰瘍，一般家長是不容易看到的。

請看〈圖4-1〉，腸病毒的潰瘍破洞是長在上顎與咽部，通常比較深。至於長在嘴唇上，或長在嘴唇外面，都不見得是腸病毒喔！雖然口腔潰瘍不容易看到，但是家長可以從較大的孩子抱怨「喉嚨痛」，或者較小的孩子「突然一直流口水」，發現生病的徵兆。

誤解三：咽喉一定要有破洞，手腳一定要有疹子，才是腸病毒感染

事實：腸病毒型別高達六十多種，每一種感染的臨床表現可能都不一樣。「手足口病」（手、腳和口腔內都有水泡或皮疹）是比較眾所皆知的症狀，而「泡疹性咽峽炎」則只有口腔內有水泡或潰瘍，手腳則無。另外，有些腸病毒只會造成發燒與皮疹，或者突然發生頭疼與嘔吐的無菌性腦膜炎，還有上一節所提到的急性出血性結膜炎等。因此，不見得每個腸病毒感染的孩童，都有典型的「手足口症」。

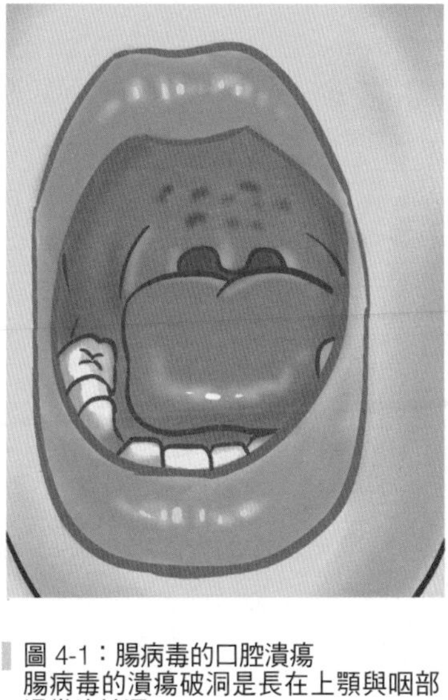

圖 4-1：腸病毒的口腔潰瘍
腸病毒的潰瘍破洞是長在上顎與咽部，通常比較深。

誤解四：腸病毒很容易致命

事實：腸病毒大部分都不可怕，目前只有腸病毒71型是引起嚴重症狀機率較高的一型，其他型別的腸病毒幾乎皆可自然痊癒。遺憾的是，沒有任何一位醫師，可以直接用肉

眼看出您的孩子得的腸病毒是否為71型。目前已經有一種新的快速篩檢可以驗出病人是否感染腸病毒71型，但仍在試驗評估中，將來普遍使用後，應可以讓家長更加放心。然而，就算是腸病毒71型感染，五歲以下的孩童也只有千分之一．五到千分之三的病例會變成重症，年紀越大機率就越低。由此可知，腸病毒實在沒有那麼恐怖。當然還是有非常少數腸病毒重症的個案，是由71型以外的型別所造成的，比如說克沙奇B型腸病毒。

所謂腸病毒重症，就是病毒沒有乖乖待在黏膜，反而跑到腦幹或者心臟這兩個重要的器官，造成腦幹失調或心臟失調，進而引發後遺症甚至死亡。如果發生了重症的跡象，越早就醫對病童越有利。因此，爸爸媽媽在家照顧腸病毒的孩子時，應該注意下列四個早期重症跡象：

1.體溫正常時，孩子仍嗜睡、意識不清、活力不佳、手腳無力。
2.夜眠時肌躍型抽搐（類似受到驚嚇的突發性全身肌肉收縮動作）連續超過三次。
3.不只一次的持續嘔吐。
4.體溫正常時仍呼吸急促、心跳加快。

如果沒有上述四個重症跡象，表示病毒還在安全的區域，就不用擔心會有重症或死亡的危險了。單純「手足口症」或者「泡疹性咽峽炎」的病童，照護上最重要就是「水分補充」，避免孩子因為喉嚨疼痛不喝水導致脫水。冰涼的飲食比較容易被孩子接受，比如說含冰塊、冰牛奶、冰水果等，這時候都可以盡量給予，不需要限制。

誤解五：小孩發抖就是腸病毒重症的肌躍型抽搐徵兆

事實：肌躍型抽搐徵兆發生的時間是在快睡著的時候，而且發生不只一次。如果是發高燒的時候發抖，大部分是因為發燒畏寒所引起，這種絕對不是肌躍型抽搐。❶

誤解六：腸病毒早點來住院就不會惡化

事實：腸病毒並沒有特效藥，所以輕症住院並不會提早痊癒。因此，除非是已經有腸病毒重症的前期徵兆，或者小孩因不肯喝東西有脫水的跡象，才需要住院。

希望導正了上述六個對腸病毒的常見誤解之後，大家能對兒童腸病毒感染更處之泰然，而非緊張兮兮了。人類是腸病毒唯一的傳染來源，主要經由腸胃道（換尿布或上廁所沾染到含病毒的糞便），或者呼吸道（飛沫、咳嗽或打噴嚏）傳染，亦可經由接觸病人皮膚水泡的液體而受到感染。在發病之前一、兩天即有傳染力，通常以發病後一週內傳染力最強。之後病童可持續經由腸道釋出病毒，時間長達八到十二週之久。因此，雖然病童居家休養的時間通常只有一週，之後回到安親班或學校，仍然要做好個人清潔，才不會不小心又傳染給別人。

腸病毒的預防方法只有勤洗手，而且要用肥皂沖水搓洗。酒精、乾洗手液對腸病毒效果不佳（酒精、乾洗手液對流感病毒比較有效）。兒童玩具（尤其是絨毛玩具）是傳播媒介之一，要經常清洗消毒。幼童之照顧者（如保母、爸爸媽媽）與接觸者也應勤洗手，以免自己成為媒介傳播給其他小孩。

腸病毒流行期若要執行消毒，必須用稀釋一百倍的漂白水，擦拭在可能的表面，才能有效殺死無生物體上的腸病毒飛沫。對常接觸的物體表面（門把、課桌椅、餐桌、樓梯扶把等）、玩具、遊樂設施、寢具及書本做重點性擦拭消毒，清洗完畢的物體可移至戶外，接受陽光照射，這些都是正確的消毒方法。

注❶：想知道肌躍型抽搐長什麼樣子，請參見疾病管署所製作的〈認識腸病毒重症前兆病徵篇〉影片：

黃醫師聊聊天

腸病毒、輪狀病毒（Norovirus）、諾羅病毒這些「無外套膜」的病毒，用酒精是無法殺死它們的，因此酒精、乾洗手液在這些病毒感染的時候，可能派不上什麼用場。這也是為什麼在面對腸病毒感染的時候，「肥皂勤洗手，漂白水消毒」，仍然是最傳統，卻是最能保證降低病毒散布的措施。

市面上還有兩種新的消毒產品，裡面的成分宣稱可以殺死這些無外套膜的病毒，包括弱酸性次氯酸水，以及標榜奈米成分的製品。

次氯酸（HOCl）是人體白血球殺菌作用所產生的趨化因子之一，因此在實驗室中可廣效性殺死各種病毒和細菌，當然也包括這些無外套膜的腸病毒等。弱酸性次氯酸水因為刺激性低，毒性也低，在食品與家禽養殖等業界有許多拿來殺菌消毒的報告。目前已經有人著手研究將弱酸性次氯酸水用於消毒傷口與醫療器械，也有一些用來洗手殺菌的報告。

弱酸性次氯酸水的缺點是不穩定，只要酸鹼度一改變，很容易就分解為水和氯氣飄散。因此選購上還是盡量挑選有經過國際級實驗室檢驗認證證明有效的產品，確保製造過程中的穩定度，所標示的 HCOl 濃度範圍也不可過大（如：50ppm，而不是 10 到 40 ppm，濃度也不宜太高以免氯氣味太重），酸鹼 pH 值保持在 5-6 之間。使用時多噴好幾下，讓希望被消毒的表面完全浸潤，理論上效果會更佳。

當家中孩子得到腸病毒或病毒性腸胃炎時，說老實話，整天不斷的要求全家頻繁用肥皂洗手，真的是有執行上的困難。因此在酒精無效的前提下，雖然弱酸性次氯酸水的穩定度不佳，但我仍會抱著「至少無害」的心態，用弱酸性次氯酸水頻繁的噴霧，消毒手掌、餐桌、餐具等地方。但必須注意，這仍無法取代肥皂洗手與漂白水消毒浴廁這些傳統的標準做法。

至於奈米成分消毒產品，同樣在實驗室裡展現完美的殺病毒效果，缺點是價格較貴，而且產品種類多，一般民眾不易分辨良莠。

6 感冒與流感

所有的大人小孩都曾經感冒過。所謂的「感冒」其實就是「上呼吸道感染」，由病毒所引起。這些病毒種類多如牛毛，少說也有上百種不同的病毒，包括鼻病毒、冠狀病毒、流感病毒、副流感病毒、腺病毒等。

很多人會問，每年新聞報導的「流感」和「感冒」到底有什麼不同呢？其實啊，「流感」的英文influenza（flu），是特別指「流感病毒」所引起的上呼吸道疾病；至於其他病毒引起的上呼吸道疾病，我們就叫做「感冒」。以前的人不知道感冒有這麼多種病毒，他們覺得有一種感冒特別嚴重，會發燒、咳嗽、全身無力，甚至引發肺炎，所以他們稱之為流感（flu），以別於一般感冒（common cold）。現在我們知道，流感病毒是造成流感的元凶，也的確是比較嚴重的上呼吸道感染，但我們也知道，除了流感病毒，也有其他病毒的感染是很凶悍的，比如說SARS。

不管是輕微感冒，或者是嚴重流感，孩子多少都會有咳嗽、流鼻涕的症狀。下列有一些常見的誤解，讓我來幫大家糾正一下視聽。

誤解一：感冒早點吃藥才會好

事實：感冒不管吃藥不吃藥，都會好。吃藥只是緩解症狀，讓感冒那幾天身體舒服一些，並無法縮短疾病的天數。唯一有縮短病程效果的抗病毒藥物是一種叫做「克流感」的藥丸，顧名思義，只對流感病毒有效，對其他病毒是沒有效果的。所以，如果孩子非常抗拒吃感冒藥，每次又哭又鬧又嘔吐，不但沒有讓他更舒服，反而增加他的痛苦，就不要再給他吃藥了。

如果是一歲以上的孩子，有研究顯示睡前喝溫的蜂蜜水，可以減緩夜間咳嗽的頻率，大家可以試看看。

誤解二：感冒咳嗽要抽鼻涕或者拍痰才會好

事實：抽鼻涕或拍痰，都不會讓感冒早點痊癒，也不能「預防感冒變成肺炎」。抽鼻涕可以讓病童鼻子比較舒服，但也只是暫時的。我個人認為，抽鼻涕這種事情，在家處理就可以了，跑到診所去抽，不但增加孩子的恐懼，而且會傷害到呼吸道黏膜，實在不是很好。

我遇過很多孩子，本來不怕看醫師，因為去診所抽了一、兩次鼻涕，嚇得要命，從此看見白袍就像是抓了狂一樣，死命的哭，奮力的逃跑，我看了很心疼，這樣對孩子的心理發展實在不是很好。

另一個誤解就是拍痰。小孩有咳嗽，醫師習慣會說：「回家多拍痰。」拍痰有效嗎？事實上，拍痰只有對「沒有力氣的早產兒」，或者「臥床的老人」才有幫助。正常的孩子感冒，支氣管炎，咳嗽有痰，拍與不拍結果都一樣，對疾病的緩解沒有任何幫助，也同樣不能「預防感冒變成肺炎」。我認為，如果孩子很享受您給他拍痰的時光，覺得很舒服，那麼拍痰就是一件好事；反之，如果拍痰的時候，寶寶又哭又鬧，只想逃跑，那拍痰不但一點意義也沒有，甚至造成孩子心理的創傷。請記住，醫學倫理第一條原則就是：切勿傷害。強迫孩子抽鼻涕或拍痰，沒有任何好處，卻可能造成傷害，就是不應該的。

如果看到孩子的鼻孔已經被鼻屎或黏鼻涕塞住，要在家幫孩子清除，很簡單的方法，就是用生理食鹽水滴兩滴進去他的鼻孔裡面，揉一揉鼻子，等一分鐘待鼻屎、鼻涕軟化以後，再用吸鼻器（最簡單叭噗型的那種，要軟頭可伸進鼻孔裡的），清理鼻孔裡的分泌物與髒東西就可以了。生理食鹽水就是隱形眼鏡使用的那種即可，如果家裡沒有生理食鹽水，可以用一杯水加上半茶匙的鹽巴取代。不要怕滴食鹽水進去鼻孔裡，再怎麼說，這也比抽鼻涕用管子伸進鼻孔裡好太多了。

溼潤鼻腔的替代方案，也包括在浴室蒸氣浴數分鐘、用兒童氣霧機蒸鼻，或使用市售沖鼻液等，隨孩子的喜好而定。

誤解三：鼻涕要常常擤出來，不可以吸回去

事實：鼻涕擤出來，跟吸回去，結果是一樣的。吸回去的鼻涕，就算裡面有病毒，經過食道，就被胃酸殺死了。擤出來的病毒，還要擔心手部衛生沒有做好，傳染給別人。當然我知道吸鼻涕不是很有禮貌的動作，但是用力擤鼻涕，也會引發中耳炎，兩者雖各有利弊，我可以忍受沒有禮貌一點的，畢竟人不是天天都在感冒。

誤解四：黃鼻涕就要吃抗生素

事實：首先必須了解一項重要的觀念：**抗生素只能殺細菌，不能殺病毒**。剛剛說過，感冒是病毒感染，因此，大部分的抗生素，都是錯誤使用的。注意喔！「黃鼻涕」絕不等於細菌感染，也不等於鼻竇炎。一般感冒也會黃鼻涕，過敏性鼻炎也會黃鼻涕，空氣汙染也會黃鼻涕。診斷細菌性鼻竇炎的標準在下一篇文章有詳細介紹，若過度診斷，將會導致抗生素濫用。

綜合以上幾點，感冒時不一定要拍痰，不一定要抽鼻涕，不一定要擤鼻涕，也不需要吃抗生素，那該怎麼處理呢？答案是：多喝水，多休息。如果肯吃點藥就吃，不肯吃也無妨。觀察孩子的精神活動力、食欲，以及咳嗽、鼻涕的頻率。如果有下列症狀，可能是有第二波的細菌感染，才需要看醫師：

1. 發燒超過三天。
2. 精神突然變差。
3. 呼吸開始變喘↓可能已經變成肺炎。
4. 黃鼻涕超過十天，或感冒快好了突然又開始濃鼻涕↓可能變成鼻竇炎。
5. 耳朵疼痛↓可能變成中耳炎。

不管發生肺炎、鼻竇炎，或者中耳炎，都無法事先預防，所以也不用自責「是否太慢就醫」，或者「如果提早吃藥會不會比較好」，這些都是庸人自擾。如果發生細菌感染，好好治療就會痊癒，面對它就可以了。

黃醫師聊聊天

現代的家長實在太緊張，小孩稍微感冒就一直跑醫院。跑醫院本身是沒什麼不好，問題是有些家長會希望醫師幫孩子抽痰、開退燒藥、開抗生素。這些抽痰、拍痰、睡冰枕、強迫餵藥等行為，無形中讓孩子多受了不少苦，本來感冒還沒那麼痛苦的，我看了很心疼。但有時苦口婆心勸導，還反遭白眼，無奈啊！

7 鼻竇炎

「鼻竇炎」這三個字，在臺灣被誤用得一塌糊塗。

鼻竇炎的英文是 sinusitis，也就是鼻竇有細菌侵入，導致發炎。鼻竇的「竇」，表示它是個腔室（窩）；而「鼻」字，表示鼻子都與這些腔室有互相交通。人的臉上有多少個鼻竇呢？看看〈圖4-2〉就知道，最主要的鼻竇，上、中、下共有三對。上篇提過，**「黃鼻涕」絕對不等於鼻竇炎！**任何感冒都可能會造成黃鼻涕，過敏性鼻炎也會有黃鼻涕。根據美國小兒科醫學會的指引，診斷鼻竇炎必須有下列三種狀況之一：

1. **黃鼻涕十天以上**，或有鼻涕倒流造成咳嗽十天以上。

2. 雖不符合上述第一點，但是有高燒三十九度，加上黃鼻涕連續三天，加上孩子看起來很疲

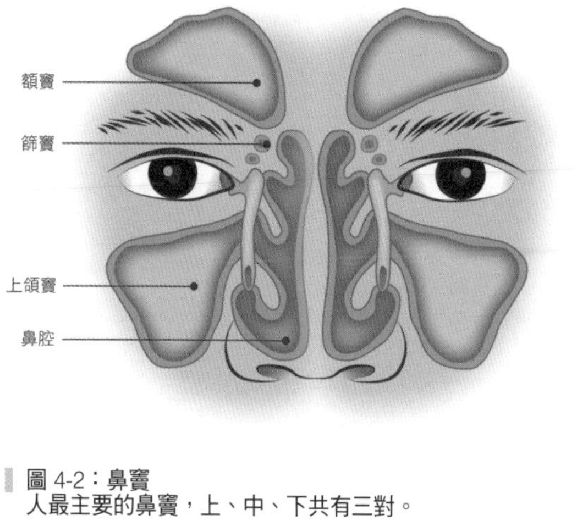

圖 4-2：鼻竇
人最主要的鼻竇，上、中、下共有三對。

倦，三者皆成立。

3.感冒症狀稍有緩解之後，又再度惡化的濃鼻涕、咳嗽，或發燒。

從以上描述可知，爸爸媽媽在家自己就可以診斷鼻竇炎；反之，如果沒有符合上述三項標準來診斷鼻竇炎，那麼猜錯的機率可能很高，抗生素也因此濫用了。有些醫師用燈照孩子的鼻孔，看起來很紅很腫，這樣診斷鼻竇炎也是不可信賴的。

另外，用X光或電腦斷層診斷鼻竇炎也並不準確，因為曾經在過去兩個星期有「感冒」的孩子，在電腦斷層下，他們的鼻竇幾乎都有異常的變化。這表示，即使正常的孩子，他們的鼻竇攝影也可能是異常的，因此單靠影像診斷，根本就不準確。總之，除非臨床上符合鼻竇炎的診斷，需要影像檢查來輔助，否則X光也不需要照。

剛剛說過，鼻竇炎是有細菌跑進「腔室」裡面，所以要治好鼻竇炎，必須用抗生素殺死這些細菌，就可以緩解。可惜的是，我們很難「挖」進鼻竇裡面檢驗細菌，因此大部分時候，使用哪一種抗生素，醫師都是用「猜」的。如果根據醫學會診療指引用藥，猜對的機率就很高，所以治療上應該是很順利，使用十到十四天的抗生素，病程就可以緩解了，我們稱此病為「急性鼻竇炎」。

另一方面，我常常聽到病人把「慢性鼻竇炎」掛在嘴上。如果醫師下「慢性鼻竇炎」

這個診斷，表示我們使用的抗生素應該是無效。既然無效，醫師應該盡力找出原因，而非孤注一擲，反覆使用抗生素。事實上，「時好時壞」的鼻炎，大部分是過敏性鼻炎沒控制好，過敏性鼻炎應該使用類固醇鼻噴劑，而不是用抗生素。

總而言之，下次如果醫師告訴您孩子得了鼻竇炎，開立抗生素，記得翻翻我這篇文章。如果還不符合上述的診斷，可以跟醫師討論，可不可以等幾天，確診為鼻竇炎再吃抗生素？相信友善的醫師都會很樂意與病人合作的。

黃醫師聊聊天

抗生素對人類是非常重要的藥物，但如果不是在專家的手裡使用，有時候會產生更多問題，例如產生具抗藥性的細菌，使下次的治療更棘手，或是引發抗生素的過敏症。

8 扁桃腺化膿

不少媽媽們聽到我診斷孩子的扁桃腺有化膿時，都會倒抽一口涼氣，感覺好像得了很嚴重的病。別擔心！扁桃腺化膿並不可怕，容我跟各位介紹。

首先要知道的是，扁桃腺炎，或者扁桃腺化膿，並不等於細菌感染。細菌雖然的確會造成扁桃腺炎，但畢竟是少數。事實上，小兒科病人若得了扁桃腺炎，只有一〇％的病人是細菌感染，其餘都是病毒感染，這是一般民眾時常誤解的部份。

哪些病毒會造成扁桃腺化膿呢？腺病毒，ＥＢ病毒，流感病毒，腸病毒等等都有可能！病毒性扁桃腺炎除ＥＢ病毒外，多為乾淨的白色膿斑，小小的，沒有出血點。病毒性扁桃腺炎雖然也會高燒畏寒，但是比較不會喉嚨痛，治療上不需使用抗生素，待其自然痊癒即可。

而細菌感染則是A型鏈球菌為主，細菌性扁桃腺炎需要抗生素，也因此交給兒科醫師分辨是否為細菌

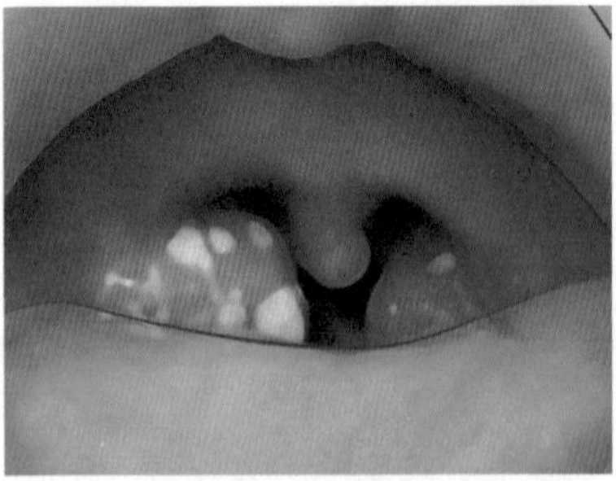

圖 4-3：A 型鏈球菌扁桃腺炎
最常引起扁桃腺化膿的細菌為 A 型鏈球菌，除了化膿，還可以看得到上面小小的出血點。

感染，就顯得至關重要。A型鏈球菌扁桃腺炎好犯五歲至十五歲之間的孩童，一般三歲以下的孩童遭受鏈球菌感染的機會相當低。換句話說，如果您的孩子是三歲以下，幾乎不需要抗生素治療扁桃腺炎。除此之外，細菌感染會高燒、畏寒、吞嚥口水感到喉嚨疼痛等等；喉嚨檢查可以看到細菌感染的扁桃腺膿斑髒髒的，配上紅紅的背景，有時有出血點。

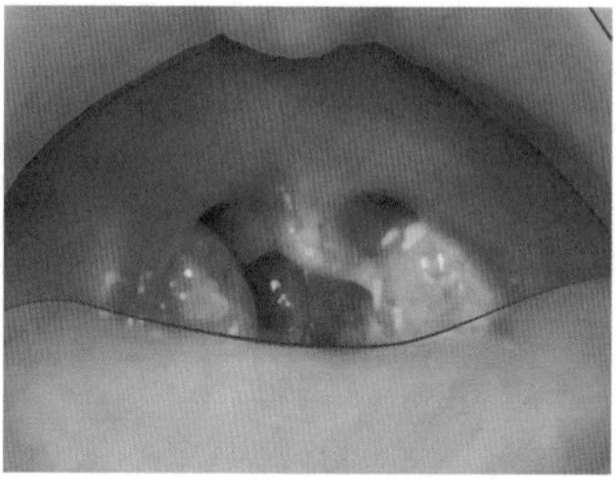

圖 4-4：病毒性扁桃腺炎
90% 的兒童扁桃腺化膿還是以病毒感染為主，喉嚨比較不會痛，也不需要抗生素治療。

黃醫師聊聊天

有些家長會被建議把孩子的扁桃腺割掉，請三思而後行。孩子的扁桃腺在學齡前常常會肥大，但隨著年齡增加反而會漸漸縮小，到時候豈不後悔白挨一刀？根據準則，兒童割除扁桃腺的時機如下：

扁桃腺發炎的次數，一年超過 7 次，或連續 2 年超過 5 次，或連續 3 年都超過 3 次以上，才考慮切除。（扁桃腺發炎的定義是：發燒超過 38.3°C，頸部淋巴結腫大，扁桃腺化膿，或者 A 型鏈球菌感染）

其他需要割除的特殊狀況，如：抗生素過敏、自體免疫疾病、細菌曾經侵入深層頸部、嚴重睡眠呼吸中止症等。

下一次當醫生說您的孩子扁桃腺化膿時，千萬不要緊張。三歲以上的孩子，做個簡單的A型鏈球菌快速檢驗，就可以知道是否為細菌感染，或者做喉嚨細菌培養也可以得到答案（需兩天培養時間）。只要不是細菌性扁桃腺炎，就不需要使用抗生素；隨便使用抗生素不但對孩子沒有任何幫助，徒增抗藥性、副作用與餵藥困擾！

9 中耳炎

很多媽媽以為嬰幼兒拍打耳朵就是中耳炎，其實中耳炎最常見的症狀是哭鬧。大孩子喊耳朵痛也有許多原因，可能是外耳炎，也可能是氣壓改變，當然中耳炎是常見的原因。

中耳炎顧名思義，就是中耳腔發炎化膿，中耳腔究竟在哪裡呢？請看下面的〈圖 4-5〉。

從圖中可以看到，中耳腔是在耳膜的裡面，往內有個咽鼓管（或稱歐氏管、耳咽管）通往我們的口腔與鼻咽。中耳炎的定義就是有細菌或病毒跑到這個中耳腔造成發炎，從這張圖您可以看出細菌從哪兒來的嗎？答對了！就是從鼻咽與口腔，游經咽鼓管，進到中耳腔，進而感染的。因此：

事實一：中耳炎常常發生在感冒之後。

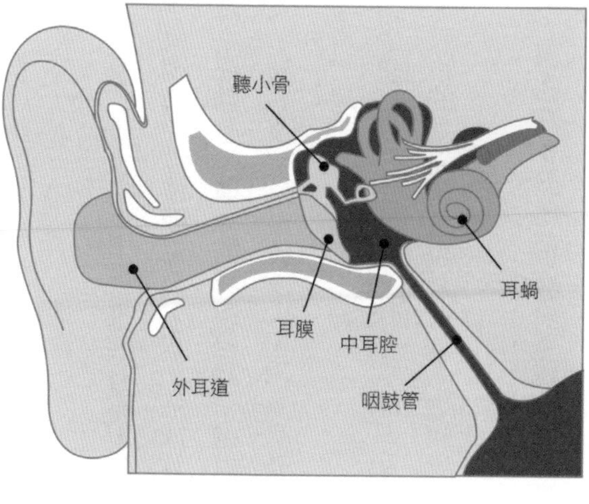

圖 4-5：耳朵構造圖

事實二：中耳炎不會因為耳朵浸水，或者耳屎沒掏乾淨而引起。外面來的髒東西，都會被耳膜擋住，不會進入中耳腔，也不會引起中耳炎。

中耳炎是不是很少見呢？答案為否。七五%的孩子在一生當中都曾經有過中耳炎，其中有二五%會反覆的感染；五%至一〇%的孩子會因為中耳積膿壓力太大，造成耳膜破掉，膿就從耳朵流出來，把爸媽嚇一大跳。但是請不要擔心，破掉的耳膜經過一週就會漸漸癒合。大部分的中耳炎病患都是八歲以下，再大一點的孩子以至於成人，因為咽鼓管比較粗，功能比較好，就比較不會讓細菌跑到中耳腔了。

典型的急性中耳炎，發生在孩子感冒過後卻反覆發燒，或哭鬧不休，或喊耳朵痛，經由醫師用耳鏡檢查，看到中耳化膿後確定診斷。較小的幼兒不會說耳朵痛，會用哭鬧表現，或不斷的用手拉扯或摩擦有問題的耳朵。

中耳炎的診斷絕對不是「耳膜比較紅」就是發炎，現在許多診所都能將耳鏡的影像投放到銀幕，家長可以看到：1.耳膜紅，2.有中耳積液，那就真的是中耳炎，可能需要使用抗生素治療的時機了。若不符合上述的診斷過程，單憑發燒和耳朵痛就自己決定吃抗生素，那就是濫用了，不僅增加細菌抗藥性，也可能造成副作用，以及增加未來過敏疾病的機率。

事實三：中耳炎並不是都會發燒。

事實四：很多中耳炎都是過度診斷的。

急性中耳炎很嚴重嗎？常常看到網路的文章寫著會耳聾，會聽力喪失，會影響語言學習發展，會腦膿瘍……為人父母看了都很害怕，其實並沒有那麼誇張。誠如我剛剛所說的，七五％的孩子都曾經中耳炎，卻沒有七五％的孩子聽力喪失，也沒有七五％的孩子出現腦膿瘍。二十一世紀我們有很好的抗生素，如果孩子罹患中耳炎，會不舒服，吃藥很辛苦，但大部分就如此而已。

美國兒科醫學會與家庭醫學會有下列共同的治療準則：

1.兩歲以下的孩子，若被診斷為中耳炎，直接使用抗生素治療十天。

2.兩歲以上的孩子，若不是太嚴重的化膿，可先用止痛藥（Acetaminophen或Ibuprofen）觀察四十八至七十二小時，很多孩子的中耳炎自然就痊癒了。如果症狀持續沒有改善，才使用抗生素五至七天。這樣做不是為了折磨孩子，而是要避免過度診斷，減少抗生素的濫用。

3.有些醫師會很快的建議您的孩子做鼓膜切開術，然而鼓膜切開術並不比抗生素治療效果好。除非抗生素治療已經失敗，我們才會建議做鼓膜切開術。另外，腺樣體和扁桃腺摘除術只對慢性中耳積水有幫助，對於急性的中耳炎並沒有效果。

事實五：對於輕微的急性中耳炎而言，抗生素治療可以等兩、三天再決定使用。

事實六：鼓膜切開術、腺樣體摘除術，和扁桃腺摘除術皆不比抗生素治療效果好。

我常被問到的問題包括：得過中耳炎的孩子可以游泳嗎？答案是可以的。得過中耳炎的孩子可以坐飛機嗎？答案是可以的，只要教您的孩子在飛機下降的時候，喝水、嚼口香糖或吸奶嘴，來幫助中耳腔減壓即可。中耳炎會傳染嗎？答案是不會。

如何預防孩子中耳炎呢？如果您的孩子中耳炎反覆的發作，可能要為他的生活習慣做一些改變，預防他反覆生病，比如說：

1. 別讓他吸二手菸。二手菸的環境是中耳炎反覆發作的溫床，家裡有人抽菸的話請務必戒菸。
2. 減少感冒的機會。我知道說得容易，做起來很困難。除了均衡飲食與睡眠可增加抵抗力，孩子若反覆中耳炎發作，恐怕暫時不適合再去托嬰中心或幼稚園，減少感冒機率。
3. 一歲之前餵母乳可以減少中耳炎的機率。
4. 躺著用奶瓶餵奶容易罹患中耳炎。要將頭墊高，四十五度角餵奶才不會中耳炎。
5. 控制過敏性鼻炎（延伸讀物：《從現在開始，帶孩子遠離過敏》），過敏性鼻炎是中耳炎反覆發作的元兇。

6.很多媽媽教導孩子「用力把鼻涕擤出來」，這樣的結果造成正壓把鼻涕衝往中耳腔，反而增加中耳炎的機率。反過來說，孩子用倒吸鼻涕的方式雖然不禮貌又難聽，卻不會增加中耳腔的壓力，似乎還比較好一些。但基於社會觀感不佳，折衷的方式，是輪流輕輕擤單側的鼻子。

黃醫師聊聊天

耳屎跟中耳炎沒有關係。小朋友其實不需要幫他們掏耳屎，除了增加耳道受傷與外耳感染的機率，沒有任何好處。有些媽媽用棉花棒掏耳屎，結果耳屎反而越推越裡面，最後就堵住了。耳屎如果不加以清理，假以時日，自己就會掉出來，不用擔心！

10 流鼻血

小朋友流鼻血是很常見的問題，大部分家長卻不是很清楚該怎麼處理。

如果鼻黏膜太乾燥，此時小朋友揉鼻子、挖鼻孔或擤鼻涕，微血管就會破裂，變成流鼻血。微血管最脆弱的部分是在哪裡呢？就是鼻中隔前端的兩側。

所以處理流鼻血很簡單，三個步驟：**身體坐直，頭往前，鼻子捏緊**。

首先讓孩子身體坐直，頭往前，不要躺著。坐著可以讓鼻子的位置比心臟高，降低血流壓力；頭往前傾鼻血才不會一直往食道流，而鼻血吞進肚子裡有時候會噁心嘔吐，如果孩子能配合，請他把喉嚨裡的鼻血從嘴巴吐掉。

再來，把鼻子「前端軟骨的部位」用力捏緊止血，至少十分鐘，用嘴巴呼吸。〈圖4-6〉應該很清楚，大部

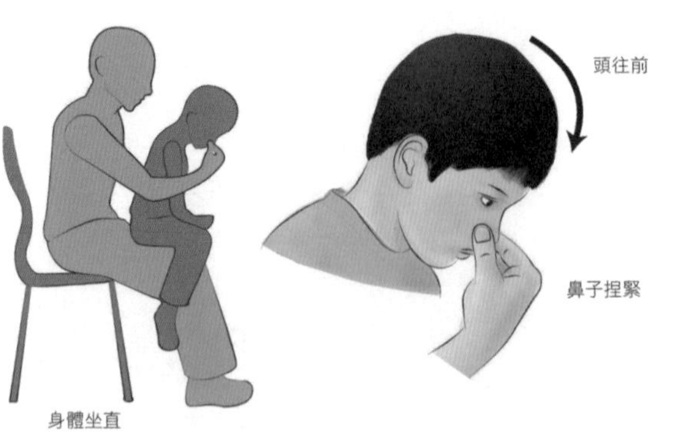

圖 4-6：流鼻血的處理法：身體坐直，頭往前，鼻子捏緊

分流血的位置都是在鼻中隔前端的兩側，所以加壓止血當然應該壓這裡，而不是別的地方。很多人捏鼻子都捏錯位置，最常見的錯誤是捏在鼻骨硬的部位，那就一點效果也沒有了。如果捏了十分鐘，放開還是繼續流血的話，可以用小紗布沾凡士林，輕輕放入鼻孔，再壓十分鐘，壓完不要馬上取出紗布，等一陣子再拿出來。萬一還是流血，那就去醫院掛急診，用局部血管收縮劑止血。

要怎麼避免孩子反覆的流鼻血呢？因為過敏性鼻炎的孩子很常流鼻血，所以第一要務就是把過敏性鼻炎控制好（請見第五章的第二六七頁）。此外，增加室內的溼度也可以減少流鼻血的機會。有些人冷氣開一整天，導致空氣非常乾燥，就很容易流鼻血，可以加裝一臺潮溼蒸氣，讓室內溼度不致太低。還有一個妙法，就是起床與睡前，一天兩次，用凡士林塗抹鼻孔內側，這樣可以有效防止鼻黏膜損傷與出血。最後一招就是，晚上睡覺時，讓孩子戴著手套，防止他睡夢中不自覺的用手指頭揉鼻子，進而減少流鼻血的機會。

送醫的時機

如果您的孩子經過上述預防仍反覆發作，加上其他出血的傾向（如牙齦流血），就應該到醫院檢查一下是否有凝血的問題。

11 哮吼

「醫師，我的孩子發高燒，聲音沙啞，咳嗽聲像狗吠，怎麼會這樣？」這就是典型的哮吼症狀。

每個病毒都有它喜歡的「窩」。腸病毒喜歡喉嚨，輪狀病毒喜歡腸胃道，而「副流感病毒」則喜歡我們的喉頭，也就是聲帶的部位。當這個病毒感染到喉頭時，聲帶附近就會水腫，造成聲音沙啞，咳嗽聲低音沉重，好像老人咳，又像狗吠，所以命名為「哮吼」。哮吼通常在晚上會特別大聲，可能反反覆覆三到五天，然後才會漸漸緩解。

碰到哮吼要怎麼處理？最重要的步驟，就是溼潤孩子的喉頭。可以把浴室的熱水打開，弄得水氣瀰漫，然後抱著孩子進去吸蒸氣，大概十分鐘左右即可，一天可以弄個四、五次。如果家裡有氣霧機，也可以加點溫水蒸喉嚨。冷氣房裡溼度要增高一點，做法是把幾條毛巾沾溼，掛在孩子的房間，來增加空氣中的溼度。家裡如果有人抽菸，一定要去外面抽，不要讓孩子的喉頭再度受到刺激。至於一般的感冒藥，大概都不是很有效果。

當然，除了副流感病毒，也有其他的病毒會感染到喉頭的地方，也一樣會造成哮吼，甚至細菌也會侵入，叫做「細菌性氣管炎」。所以，在少數的狀況下，哮吼也是有可能很嚴重，甚至會致命的。

送醫的時機

1. 孩子呼吸困難，喘氣劇烈。
2. 孩子開始流口水，吞嚥困難。
3. 孩子精神開始不佳。
4. 已經超過三天了，哮吼聲音還是很大聲。

12 細支氣管炎

小兒科病房住院最多的疾病，非「細支氣管炎」莫屬了。

細支氣管炎這個診斷只適用於兩歲以下的嬰兒，發病的原因也像一般感冒一樣，屬於病毒性感染。既然像是感冒，為什麼特別稱之為「細支氣管炎」呢？原因是如果感冒發生在大人身上，氣管很粗、很硬，雖然有痰與分泌物，稍微咳嗽就可以把痰咳出來了。然而小嬰兒的氣管發育還未成熟，又細又軟，稍微有一點分泌物，很容易就卡痰，寶寶因此會咳嗽咳得很劇烈。再加上這些細支氣管在水腫的狀況下，管徑又更細了，肺部的空氣吹過，就會發出「咻～咻～」的喘鳴聲，這就是典型的「嬰兒細支氣管炎」症狀。

剛剛說細支氣管炎屬於病毒感染的疾病，其中最惡名昭彰的病毒就是「呼吸道融合病毒」（RSV）。大約有一半的嬰兒細支氣管炎是這隻RSV病毒所造成的，而且RSV的細支氣管炎症狀比其他病毒感染都嚴重得多。RSV感染之後，寶寶會哮喘，會咳嗽，最嚴重約在感染後二到三天，喘鳴聲可以持續到一個禮拜。之後病情漸漸緩解，從頭到尾大概需要兩週才會完全痊癒。生病的過程中，大約二〇%的寶寶會併發中耳炎，但是很少會併發肺炎。比較遺憾的是，若感染RSV細支氣管炎時有明顯哮喘的嬰兒，約三分之一的人將來會有過敏性氣喘的毛病。

細支氣管炎的居家照護最重要的就是補充水分。因為支氣管的黏痰需要稀釋之後寶寶才容易咳出，所以要讓孩子多喝溫開水，或者任何其他飲品（如母乳、溫檸檬汁等），最好攝取比平常更多的水分。家裡如果開冷氣，要用多條溼毛巾掛在房間裡，讓空氣中的溼度上升，氣管才不會太乾燥。其他兒童專用的化痰藥也都有幫助。

什麼時候細支氣管炎的孩子要住院？第一，吃不好；第二，睡不好；第三，發高燒；第四，喘得很費力。剛剛提到水分的補充對細支氣管炎的孩子很重要，但萬一孩子生病不舒服就不吃不喝，這不只會加劇疾病本身症狀，還有脫水的危險。如果寶寶持續一、兩天都不吃不喝，帶來醫院點滴掛上去，警報就解除了。另外，寶寶因為痰太多咳嗽不停，根本不能睡覺，那麼來醫院睡在氧氣帳裡，可以緩解症狀，讓寶寶睡得好一點。

但不管是吊點滴，或者是睡氧氣帳，都是只能「幫助孩子度過最難受的幾天」，並不能縮短病程，整體還是要約兩週過後才會完全痊癒。至於發高燒或費力喘氣，則是嚴重感染的危險徵兆，必須住院觀察。

最後提醒爸媽，住院時，如果寶寶「吃得很好」，只是咳嗽哮喘較嚴重，可以只睡氧氣帳，未必要打點滴。住院非買套餐，應該「單點」才對，有什麼症狀才給什麼治療。

13 肺炎

在臺灣，大部分的肺炎病童都會住院治療，所以家長們只能等待醫師告訴您「可以出院了」，才會平平安安的回家。不過，可能很多人不知道，其實肺炎不見得如大家想像的嚴重。

誤解一：肺炎都很嚴重

事實上：肺炎分為兩種：「細菌性肺炎」與「非典型肺炎」。「細菌性肺炎」很嚴重，也有致命之虞，但是「非典型肺炎」則大部分輕微，而且自己可以痊癒。根據過去兒童肺炎的統計，非典型肺炎約占八〇％，細菌性肺炎只占約二〇％，但臺灣在肺炎鏈球菌疫苗已全面接種的今天，細菌性肺炎的比例肯定更低。

目前大多數的兒童肺炎，幾乎都是非典型肺炎，病因包括各種病毒（流感病毒、RSV等），以及兩種特別的病原體（黴漿菌與披衣菌）。非典型肺炎的嚴重度，大多遠低於細菌性肺炎，死亡率也極低。

然而，一般家長很難辨別孩子得到的是細菌性肺炎還是非典型肺炎，老實說，連醫師都不容易分辨。即便照了胸部X光，大大的一片肺炎，任哪一個醫師都很難一口咬定是哪一種細菌，或是哪一種病毒。對我而言，有兩個參考的指標：第一個就是孩子的精神活動力。如果孩子精神良好，活動力佳，那麼診斷可能是非典型肺炎，若真的很不方便住院治療的話，可以「考慮」回家吃藥觀察。第二個指標是抽血的報告，如果白血球不高，發炎指數很低，也可以「考慮」吃藥觀察。

為什麼要用「考慮」而不敢下保證呢？原因是就算是非典型的肺炎，也是有少數的病例會很嚴重，比如說SARS，或流感病毒引起的肺炎，就是兩個糟糕的例子。

非典型肺炎要吃什麼藥？如果是病毒感染，那只有症狀治療，多喝水、多休息，注意精神活動力就可以了。剛剛提到的黴漿菌與披衣菌，則有「紅黴素」類的藥物可以口服（如「日舒」Zithromax）。至於細菌性肺炎則最好住院治療。

誤解二：感冒拖太久會變成肺炎

事實上：**感冒是否會變成肺炎，與時間長短並無關係。**肺炎的發生，必須有兩個巴掌才拍得響：病人當時的免疫力，以及屬於何種致病原。簡單來說，肺炎的發生，就是在一個不巧的時間點（免疫力正差），碰到了一個不速之客（惡性的病毒或細菌），然後就發生了。所以不要因為得了一次肺炎，就整天擔心會得第二次、第三次，一感冒就急急忙忙住院，這些都是不必要的憂慮。

誤解三：提早使用抗生素，或者感冒提早吃藥，就不會變成肺炎

事實上：感冒時濫用口服抗生素，已經證實無法預防肺炎的發生。至於其他感冒藥都是症狀治療，對肺炎的發生也無預防效果。如果亂吃劑量不足的抗生素，反而會養出具有抗藥性的細菌，不幸發生肺炎時，反而更難治療！

肺炎的診斷，必須有胸部X光為佐證。但是除非醫師懷疑肺炎，否則千萬不要動不動就要求給孩子照X光。一個幼兒一年病毒感染可能高達十次以上，每次都照X光，放射線的暴露一定會過量，反而得不償失。找一位能與您討論病情的醫師，然後配合治療，大部分的肺炎都會痊癒的。

14 嘔吐

小孩突然腹痛嘔吐，該怎麼辦？輪狀病毒、諾羅病毒、腸胃型感冒，這些常常聽到醫師告訴您的名詞，又是什麼呢？由我來為您解開疑惑。

嘔吐的原因

1. 大部分突然嘔吐的小朋友都是因為「病毒性腸胃炎」所引起，或者有人喜歡稱之為「腸胃型感冒」。

2. 其他疾病如食物中毒、腦膜炎、阻塞性腸炎，以及很多不同的病都會引起嘔吐，只是比較少見。

什麼是病毒性腸胃炎？

1. 病毒侵犯到喉嚨我們稱之為感冒，病毒侵犯到腸胃道就稱為病毒性腸胃炎。

2. 有幾種病毒特別喜歡感染腸胃道：輪狀病毒、諾羅病毒、腺病毒40與41型等。很多人以為腸病毒也會腸胃炎，其實是誤會。

3.都是經口傳染，也就是吃進肚子的食物中，有微量含病毒的嘔吐物或糞便。

4.病毒感染並沒有特效藥，等到自身的抗體產生後病情自然會好轉。

病毒性腸胃炎的症狀

1.嘔吐常常是最開始的表現，有時會伴隨一陣一陣的腹痛。

2.孩子一吃就吐，喝水也吐，讓家長不知所措。

3.嘔吐的症狀會持續六至二十四小時不等，隨個人體質與感染的病毒種類不同而定。

4.嘔吐期過後，有些孩子會開始拉肚子，或伴隨輕微發燒。

如何照顧病毒性腸胃炎的孩子

一歲以下的幼兒：

1.若是喝配方奶的孩子，要先停掉喝奶，改成用電解質液餵食八小時。電解質液在一般藥房都可以買到。

2.電解質液每次一茶匙，每十分鐘給一小口。這樣少量多次餵食的目的，是不要讓病童的胃負擔太大。

3.喝母乳的孩子則可繼續餵母乳，減量、多次，每半小時哺餵四至五分鐘。

4.如果連續四小時都沒有吐，就可以開始增加餵食量。

5.若連續八小時沒有吐，就可以回到正常的奶量。有在吃副食品的孩子也可以開始吃些正常的食物（見後述）。

一歲以上的孩童：

1.每十分鐘給一湯匙的白開水，或電解質水（藥房有賣），或薄鹽米湯（做法：一公升水，熬煮二十倍粥，打爛之後，再加半茶匙的鹽巴），少量多次。不要吃固體食物。

2.如果依然吐得太厲害，先禁食不喝水一小時，休息過後再少量多次給水。讓孩子睡覺是不錯的休息方法。

3.如果連續四小時都沒有吐，可以開始增加喝水量。

4.若連續八小時都沒有吐，則可以開始吃些正常的食物，只要食物不要太油，不要吃太快，不要吃垃圾食物就好。

常見的錯誤觀念

1. 才吐個兩、三次就擔心孩子脫水：不會，尤其一歲以上的孩子，要脫水不容易。
2. 孩子吐了以後又強灌孩子喝大量的水：這樣做一定會再吐。
3. 認為打了止吐針，或塞了止吐塞劑，或吃了止吐藥，就不會再吐：這是錯誤的期待，照顧孩子還是要遵照上述少量多餐的原則。

送醫的時機

1. 真的有脫水的跡象：眼眶凹陷，八小時都沒有尿尿，身體虛弱。
2. 嘔吐物裡有血。
3. 腹痛持續四小時沒有改善。
4. 根本不像腸胃炎：精神不濟、叫不醒、活動力差、抽搐，有上述狀況需盡速帶至醫院治療。
5. 若孩子超過二十四小時依然無法進食，或嘔吐症狀持續惡化，建議帶至醫院評估是否須打點滴以防脫水。

15 腹瀉

孩子腹瀉怎麼照顧？我想不只是孩子，即使大人腹瀉起來也是很難受。這裡給大家一些指引與幫助。

腹瀉的原因

1. 大部分的腹瀉都是病毒性感染所引起。
2. 小部分是細菌性（包括食物中毒）或寄生蟲感染的腸胃炎。
3. 餵母乳的嬰幼兒若一天便便好幾次，大多是正常的。
4. 嬰幼兒如果不是喝母乳，而有腹瀉，可能是牛奶蛋白過敏。
5. 其他少見的腹瀉原因：先天性巨結腸症等。

病毒性的腸胃炎以輪狀病毒、諾羅病毒居多；而細菌性的腸胃炎常見的菌種則是沙門氏菌（*Salmonella spp.*）、彎曲桿菌（*Campylobacter*）與產氣單胞菌屬（*Aeromonas spp.*）等。通常病毒性腸胃炎的糞便比較稀、黃、水；細菌性腸胃炎則是黏、臭、綠，有血絲。不過這些都是經驗談，並非百分之百準確。

腹瀉的居家照顧

不管是細菌性或者是病毒性的腸胃炎，治療都是以支持療法為主，也就是以「幫助孩子度過生病的日子」為主要目標，而不是投予抗生素或者某種神奇的藥物治療。所謂支持療法的意思是，**不要讓孩子在腹瀉當中脫水，這是我們最主要的目的**。隨著不同年齡，照顧的方式也不大相同，以下便加以解釋。

嬰幼兒（喝母乳）

1. 喝母乳的嬰兒大便糊糊的，甚至黃黃的，一天不管便便幾次都是正常的。有幾個不正常的跡象：大便有血，大便有黏液，大便很臭且造成尿布疹、食欲減退、體重減輕、精神不佳、發燒。如果有以上症狀才需要就醫。

2. 如果真的是腸胃炎，不要停母乳，繼續餵食（不減量）。若小便量減少表示吃不夠，可以加奶量，或補充電解質液。

3. 益生菌可能有緩解腹瀉的效果。

4. 大量使用隔離性的「屁屁膏」，預防尿布疹。

嬰幼兒（喝配方奶）

1.停止喝配方奶，暫時改無糖奶粉，或喝六到二十四小時的電解質液。原則上小寶寶能喝多少就喝多少，不需要限制。

2.使用無乳糖奶粉後仍腹瀉的話，第一天可以用一半的濃度（半奶），但記得第二天就要恢復原來的濃度。

3.使用無乳糖奶粉直到腹瀉停止三天後，才可換回原來的奶粉。

4.至於腹瀉時該吃哪種食物，以前的醫師時常背誦一個BRAT口訣，意指香蕉、米飯、蘋果、吐司。然而後續的研究並沒有證實這些食物的補充效果，在任何一方面優於其他食物，因此目前醫師會很大方的鼓勵家長「少量的餵食，吃一般平常吃的食物就可以了」。當然啦，垃圾食物與飲料糖果是不被允許的。

5.益生菌可能有緩解腹瀉的效果。

6.大量使用隔離性的「屁屁膏」，預防尿布疹。

大孩子（一歲以上）

1.少量的餵食，但吃一般平常吃的食物就可以了，只需避開垃圾食物，不需要過度清淡，把握「不要太油、不要太甜、別吃太快、少量多餐」的原則即可。

2.補充水分很重要，喝白開水或電解質液，或者更有效的薄鹽米湯（做法見二一三頁），不需限量。

3.不要喝運動飲料或果汁、牛奶（便利商店有賣的都不適合），這些飲品可能會讓您的孩子拉得更嚴重。

4.若有止瀉藥可以配合著吃，然而藥物只是輔助，有些較強的藥物要在醫師指示下服用，切勿自做主張。

5.益生菌可能有緩解腹瀉的效果。

常見的錯誤觀念

1.**運動飲料補充電解質：**錯誤！運動飲料的糖分太高，電解質又太少，這些糖分會讓孩子腹瀉得更厲害，而且得不到足夠的電解質。使用市售的電解質液或者上述薄鹽米湯才是正確的。

2. **喝六到二十四小時的電解質液、薄鹽米湯，都沒有養分，孩子會營養不良**：錯誤！孩子不會因為這一小段時間就營養不良。

3. **既然這樣，那電解質液就喝久一點，或者一直喝半奶**：危險！超過一天繼續給熱量不足的電解質液或半奶，會讓孩子逐漸失去能量，那就真的會營養不良！請喝足夠濃度的無乳糖配方奶，或者母乳。

4. **一喝就拉，一吃就拉，那喝少一點好了**：危險！一喝就拉或一吃就拉，這是腸胃的反射動作。腹瀉時水分、養分流失，更要補充足量的液體，甚至比平常更高量。不管是電解質液或無乳糖奶，都應該喝到足量！如果拉肚子嚴重到有尿布疹，請擦氧化鋅藥膏，每次換尿布就擦，擦越厚越好，不要只擦薄薄一層。

5. **止瀉藥都沒有用，換一個強一點的**：危險！小兒止瀉用藥本來就應該比較溫和，況且沒有任何一種神藥可以「完全」停止腹瀉。有些成人的藥給孩子吃，雖然馬上止瀉，然而過不久之後嬰兒腹脹如球，痛不欲生，哭鬧不休，何苦來哉！

預防腹瀉

腸胃炎幾乎都是糞口傳染，例如上廁所沒洗手，摸了門把或水龍頭，其他人又再去摸，就被感染了。病毒性腸胃炎也可以透過飛沫傳染，真的是防不勝防。然而，**洗手永遠是防止感染性腸胃炎傳播的主要方法**，不論是上完廁所，或是幫孩子換完尿布後，都應該要確實的洗手。

有時候媽媽在廚房處理未烹調的雞肉，或是雞蛋，寶寶一哭，忘記洗手就處理小孩的食物，因而讓寶寶暴露在細菌當中，這也是常見的衛生漏洞。

至於細菌性腸胃炎有時候來自不乾淨的水、未煮熟的食物（雞肉、蛋殼），因此不要喝山泉水，也不要喝地下水，**不管什麼水應該都要煮過，熟食是最好的保護**，生食永遠有潛在的危險。

**黃醫師
聊聊天**

有關腹瀉照護的提醒：市售電解質液「很多」並不符合世界衛生組織的標準，尤其糖分太高，滲透壓破表，反而越喝會越嚴重，請辨明，不要買錯！附上符合國際標準的電解質液成分，選購時請特別參考。

很多研究顯示，薄鹽米湯的效果，甚至比電解質液還要更好一些，對米食為主的華人是個好消息。不要強迫腸胃炎的孩子「禁食」或「進食」。禁食太久反而會拖延病程，而強迫吃東西則可能導致腹痛。順其自然，少量多餐，才是最好的照護之道。

當孩子嘔吐或腹瀉時，每次至少要喝多少薄鹽米湯呢？10公斤以下的小嬰兒，每一次嘔吐結束，或腹瀉一次，就可以「分段、少量多次」喝60毫升；至於10公斤以上的孩子，每次嘔吐或腹瀉，可以喝到120到240毫升。其他時間如果孩子口渴，也都可以以薄鹽米湯補充水分。

偏綠色的生香蕉有助於止瀉，但熟透的香蕉，卻是幫助排便，這兩者功能各有不同，家長要辨明之。

雖然有些益生菌標榜要放冰箱，但研究顯示就算您忘記冰了，治療輕度腹瀉的效果還是存在喔！

造成腹瀉常見的輪狀病毒與諾羅病毒，也都是無外套膜的病毒，無法用酒精殺死。因此「肥皂勤洗手，漂白水消毒環境」仍是降低病毒傳播的方法。前面腸病毒部分提到的「弱酸性次氯酸水」噴霧雖不見得能百分之百殺菌，但因為方便無臭，可以搭配使用。

電解質液標準濃度 （根據美國兒科醫學會與世界衛生組織標準）	
鈉 （每 100 毫升）	4-6 毫當量
葡萄醣或碳水化合物 （每 100 毫升）	2-2.5 公克
滲透壓	小於 250mOsm／公升

送醫的時機

1. 上述的照顧連續兩天後失敗。
2. 您的孩子糞便有血絲。有血絲可能是細菌性腸胃炎，在幼兒身上也可能是腸套疊疾病的表徵，總之此時應該就醫，由醫師判斷嚴重度。
3. 孩子有脱水跡象：眼眶凹陷，八小時內都沒有尿尿，精神不佳。
4. 活動力減弱，尤其是三歲以下的幼童。
5. 您的孩子腹瀉合併發燒已經兩天。
6. 慢性腹瀉達兩週以上。

16 便祕

小孩便祕已然成為現代的文明病。很多媽媽愁眉苦臉的帶孩子來門診，就是為了解決孩子大便很硬、大便會哭、大便會出血等問題。

首先媽媽們要知道的是：什麼是真正的便祕？第一，大便會痛，會哭，甚至流血；第二，糞便太硬，用力擠十分鐘以上還是出不來；第三，超過三天才大一次便，而且很硬。有這些症狀的其中一項，才是真正符合便祕的診斷。

什麼不是真正的便祕？第一，喝母乳的寶寶超過三天大一次便，甚至七、八天大一次，但只要是軟便，都不算便祕；第二，糞便雖然很粗，量很多，但是寶寶用力擠就可以擠出來，不哭不鬧，只是臉紅脖子粗，這種都是正常的，不算便祕。

唯一要注意的是，若寶寶便祕多日，突然轉成腹瀉，腹瀉後又便祕，週而復始，加上肚子圓鼓鼓的，要小心先天性巨結腸症，請帶去醫院，讓有經驗的小兒科醫師替您做進一步的檢查。

如果您的寶寶有便祕的問題，請認真的配合我下面的做法，相信大部分的孩子都能有效改善。

六個月之前的寶寶

1.如果可以餵母乳，就盡量餵，因為喝配方奶比較會便祕。

2.配方奶寶寶，可以先試著更改配方奶的種類（如水解蛋白奶粉）。

3.如果超過兩天沒有大便，可以用肛門溫度計（肛表）塗抹凡士林之後，刺激寶寶的肛門口，盡量讓寶寶每天都解便。

六個月以上的寶寶

1.快點把奶量慢慢減少，開始給副食品。牛奶有時是便祕的元凶，能少則少。

2.副食品可以少量多樣化，跟著大人一起吃，開始給寶寶嘗纖維素高的水果、蔬菜。澱粉的部分可以吃糙米粥、蒸地瓜等等纖維量較高的食材。

3.適度補充油脂，讓纖維可以保持滑潤與水分。

4.開始練習喝水，補充水分。

5.益生菌和軟便劑，可在急性期用來緩解便祕的症狀。

一歲以上的孩子

緩解便祕的五字訣：奶、粗、水、果、油。

1. **奶**：有少數孩子停止喝牛奶，改喝水或其他飲品，便祕就改善了。

2. **粗**：吃粗糧，比如說糙米、地瓜、藜麥等等，四歲以上的孩子還可以吃爆米花（但不可以把咖啡色硬硬的殼吐掉，那才是最重要的部分）。粗糧是最好的「益生質」；很多媽媽只給孩子吃益生菌，卻不知道沒有益生質，益生菌很快就死光光了。

3. **水**：多喝水，蜂蜜水或許也有幫助。十公斤的孩子，每天水分補充目標一千毫升（所有液體相加起來），二十公斤孩子，則需要一千三百毫升以上。

4. **果**：確定孩子每天都有吃足量的蔬菜與水果，請注意「足量」，要達到有一半的餐盤擺設。如果能吃皮的水果，盡量連皮吃。果汁可以喝黑棗汁，其他果汁要注意把纖維打進去。

5. **油**：食品裡要加一些油脂（牛油、豬油和植物性油皆可）。

較大的孩子如果正在訓練上廁所，必須規定他們每天都要排便。至於軟便劑，對於心理已經開始害怕排便，或排斥上大號的孩子，是非常必要的做法。新的一些軟便藥物身體不會吸收，副作用幾乎是零，規律吃一段時間（數週到數月），讓孩子把飲食習慣養成，並且去除心理障礙之後，就可以把藥物停止了，不需要吃一輩子。較大的孩子如果正在訓練上廁所，必須規定他們每天都要排便。益生菌有短期幫助，但還是要配合益生質的攝取，光靠益生菌是沒有用的。持之以恆，相信能讓您有個順暢的排便寶寶！

17 兒童腸套疊

朋友的小孩得到腸套疊，在臉書上描述孩子的病情，我仔細一讀，哇！完全符合教科書上記載，非常典型的腸套疊症狀：「今天一整天，孩子每隔十五分鐘就會抽痛，大約痛一兩分鐘又好了。」就是這句話，各位讀者請把這句描述劃雙紅線，記下來，以後如果孩子肚子痛，記得告訴醫師這個重要的訊息。

所謂的腸套疊，就是當小腸在蠕動的時候，忽然之間，後面的腸子推擠過頭，塞進了前面的腸子裡，變成「大腸包小腸」的樣子，而且卡進去出不來，就造成了典型的腸套疊疾病。各位可以想像若小朋友的兩段腸子捲在一起，腸蠕動的時候，就會一陣一陣的疼痛。但是一兩分鐘後腸胃停止蠕動，小朋友卻又不痛了，跑跑跳跳像沒事兒一樣。

這是最典型的狀況，如果每個孩子都會明確的表達肚子痛，而且家長也認真的記錄腹痛的頻率，那麼診斷腸套疊的確不難。問題是很多的腸套疊疾病，並不是這麼簡單的。

比如說，感染腸胃炎的孩子，也會抱怨反覆的腹痛，也會嘔吐，也會血絲便，若孩子無法明確表達疼痛的位置，是很可能和腸套疊混淆的。更困難的是，腸套疊也時常發生在腸胃道感染之後，讓醫師和家長更難診斷。

另外，腸套疊好發的年齡是六個月到三歲，平均是兩歲幼兒，因此有很大一部分的小病人，是不會表達「肚子痛」的，整天只會哭哭而已。所以，剛才的那段金句，也可以改成：「今天一整天，孩子每隔十五分鐘就會哭哭，大約哭一兩分鐘又好了。」

在過去沒有腹部超音波檢查的時代，腸套疊的診斷，就是靠老醫師那一雙「黃金聖手」，摸摸病人的肚子，就可以摸到打結的腸套疊硬塊，然而這個絕活估計已經失傳了。自從腹部超音波越來越普及，基本上診斷腸套疊就靠這臺機器，做出正確診斷之後，有些醫院會灌鋇劑通腸，也有些醫院習慣灌空氣通腸，不管使用哪一種方法，灌腸成功的機率都有九成左右，剩下一成需要開刀。腸套疊會復發，機率約一〇％，大部分發生在三天內，所以灌腸成功之後，還是要密切觀察三天，確定沒有類似的症狀又發生。

18 泌尿道感染

成人會有泌尿道感染，嬰幼兒也會有泌尿道感染。大人或學齡兒童的泌尿道感染，多半是憋尿又少喝水所引起的，然而，嬰幼兒的泌尿道感染則不一樣。很多家長聽到寶寶得到「泌尿道感染」都很驚訝，總是會問：「小寶寶也會泌尿道感染喔？」答案是會，而且還不少。

嬰幼兒泌尿道感染在一歲以下，以男嬰居多，一歲以上則是女童為主。正常尿道口就有一些細菌存留，這些細菌大部分來自腸胃道（就是糞便）。因為嬰幼兒的尿道比較短，所以這些細菌很容易就會往上游泳到膀胱裡面，如果沒有即時排出，黏上了膀胱壁造成發炎，就是「泌尿道感染」的開始。如果只是膀胱發炎，我們稱之為「下」泌尿道感染；如果細菌繼續往上游，侵犯到腎臟，我們就叫做「上」泌尿道感染，或者稱之為「急性腎盂腎炎」。

一般怎麼發現寶寶有泌尿道感染呢？通常就是孩子「高燒不退」，卻又不明原因，沒有其他症狀，帶到醫院檢驗小便才發現的。年紀較大會表達不舒服的孩童，則可以表達三個症狀：頻尿、尿急、尿尿會痛。到了醫院，醫師認為可能是泌尿道感染的話，大小孩可以自行留取「中段尿」，送去檢驗。所謂中段尿，就是剛開始的尿不要接，過一、兩秒之後再用杯子去接，尾段的尿也不要留。

至於小嬰兒該怎麼留尿呢？就是買個嬰兒專用的「尿液留置袋」貼在尿道口，三不五時檢查一下小嬰兒尿了沒有，有尿就把留尿袋拆下來送檢即可。通常這部分會有護理人員協助家長處理。

初步檢驗小便，是要看看尿液裡有沒有白血球。為什麼是檢驗尿裡的白血球呢？簡單來說，就像是有強盜的地方就會有警察一樣，通常有細菌的地方，白血球就會跑來。如果小便裡的白血球數目超過正常值，我們就會「強烈懷疑」病人得了泌尿道感染。

注意喔！這樣的初步檢驗並非百分之百準確，事實上，準確度大概只有八〇％；也就是說，即使檢查正常，也有二〇％可能是泌尿道感染，而即使檢查是異常，也有二〇％是虛驚一場。所以，臨床的診斷與醫師的經驗，這時候就很重要了。

不同於大部分的兒童感染症，泌尿道感染幾乎都是細菌感染，也就是需要抗生素治療。但是在使用抗生素之前，一定要先確定有細菌，而且要抓到是哪一種細菌，用藥才會準確。

正如我上一段提到，有些尿液檢查並不是很準確，要更確認診斷，就必須做尿液培養，才能百分之百的確認。尿液培養就不能隨便貼個尿液留置袋，因為這樣可能會採檢到皮膚上的細菌，就不準確了。嬰幼兒的尿液培養則有兩種做法，一是經皮膚穿刺，一是用導尿管單次導尿。爸爸媽媽聽到經皮膚穿刺或導尿管，都嚇呆了。別擔心，技術好的醫師，經皮膚穿刺進膀胱取尿，十秒內就解決了。而導尿管導尿也是三十秒內可以解決，其他時間都是在消毒，其實沒有真的那麼痛，或者那麼恐怖啦！至於自己會尿尿的小孩或大人，則可留兩套中段尿培養，不能只留一套。

經過尿液培養的步驟之後，就可以開始使用抗生素了。因為培養細菌需要三天的時間，所以前三天的抗生素是經驗性療法，也就是「用猜的」。一般醫師猜中的機率很高，不過偶爾也會有猜錯的時候，那麼就等三天後培養報告出來，再決定要改用哪一種抗生素。大孩子感染如果不是很嚴重，這三天的抗生素可以帶回家吃；但是小嬰兒的感染，通常還是住院用靜脈注射抗生素比較保險。

嬰幼兒的泌尿道感染，除了用抗生素治療，還必須確認這次感染是輕微的「下泌尿道感染」，或是已經侵犯腎臟，成為「急性腎盂腎炎」。如果是後者，那麼治療時間要十到十四天以上（住院注射一週，回家口服一週）；如果是前者，那麼燒退兩天後就可以停藥了。要怎麼確認是「下泌尿道炎」還是「腎盂腎炎」呢？有兩種做法，一是超音波檢查，二是核醫攝影。總之，醫師怎麼安排，就配合著做就好了，等答案出來，就可以知道要治療多久。

經過超音波與核醫攝影檢查，若確定細菌已經侵犯到腎臟，那麼有少部分嬰兒，還需要再做一個檢查，就是「排尿膀胱尿道攝影」（VCUG）。這又是什麼呢？簡單的說，在嬰幼兒時期得到「急性腎盂腎炎」的孩子當中，有三分之一的機會是有先天性泌尿道的異常。這三分之一的孩子如果沒有事先知道這些異常，將來會反覆泌尿道感染，卻不知道原因，久而久之，甚至可能會傷害到腎臟。因此，為了這三分之一的可能，我們會安排「排尿膀胱尿道攝影」的檢查，看看有沒有問題，其中最主要的異常，就是有名的「膀胱輸尿管逆流」。

「膀胱輸尿管逆流」是先天性異常，意思是輸尿管與膀胱的「接頭鬆了」。如果這個接頭鬆了，尿液

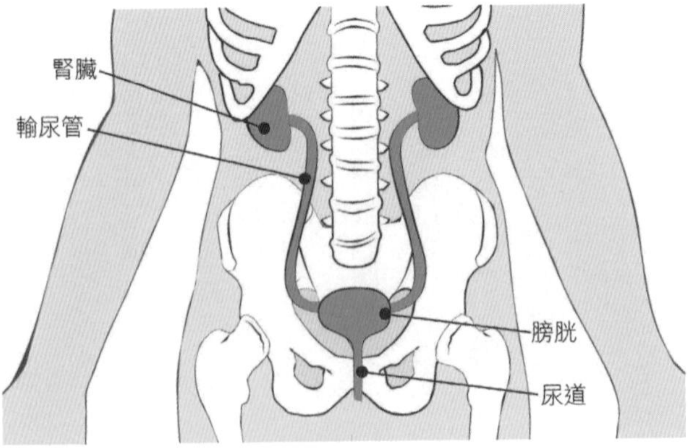

圖 4-7：人體的泌尿道

就會從膀胱一下子竄到輸尿管，甚至跑到腎臟的腎盂，若是尿液帶著細菌在裡面，也難怪會感染「急性腎盂腎炎」了！如果醫師發現孩子有「膀胱輸尿管逆流」，根據嚴重度不同，有不同的處理。最輕微者定期追蹤即可，或者吃預防性的抗生素，最嚴重者則要開刀矯正。

不過根據新的泌尿道感染治療方針，如果只是「初次」的腎臟發炎，並且超音波沒有明顯異常，可以先省略「排尿膀胱尿道攝影」這個檢查，以免增加病童的痛苦，以及放射線的暴露。所以如果您的醫師沒有安排此項檢查，表示他認為這次還不需要。

經過這麼多檢查，折騰了半天，孩子終於可以治療完成。如果是年紀較大的孩子得病，叫他以後多喝水，不要憋尿就可以了。如果是小嬰兒，若沒有膀胱輸尿管逆流，那麼就算是偶發事件，將來可以放心，只要按照原先的照顧方式就可以了。至於被檢查出膀胱輸尿管逆流的寶寶，將來必須持續追蹤，幸好大部分輕微的膀胱輸尿管逆流，在六歲之前都會自動復原，只有少部分嚴重的個案，需要吃預防性抗生素，或提前開刀矯治。

很多家長因為孩子得到泌尿道感染，互相指責對方「尿布換得不夠勤」，或者怪到保母或爺爺奶奶，這誤會大了。雖然說泌尿道感染的細菌是從大便來的，但是根據研究，再怎麼勤換尿布，也沒辦法預防泌尿道感染的發生。**要預防泌尿道感染，應該從保持尿道口**

黏膜的完整性著手，比如說：

1.用「清水」沖洗會陰部與尿道口，不要過度使用肥皂或任何清潔液，這些刺激性的物質會傷害黏膜，導致更容易感染。

2.不要用力搓刷會陰部或尿道口，照顧男寶寶時更不可用力推擠包皮刷洗，這些都是危險動作，會傷害黏膜。

3.幼兒泡澡也盡量不要使用泡泡浴。

至於年紀較大的兒童，規定他每天要多喝水，並且至少每四小時小便一次。**家長可以觀察孩子尿液的顏色，如果偏黃，表示水喝太少，要補充更多。**便祕的孩子容易憋尿，所以如果孩子有便祕，也要同時處理。蔓越莓汁並不是仙丹妙藥，只能「稍微」減少某些細菌的感染機率，不需強迫孩子飲用，除非他自己喜歡喝。

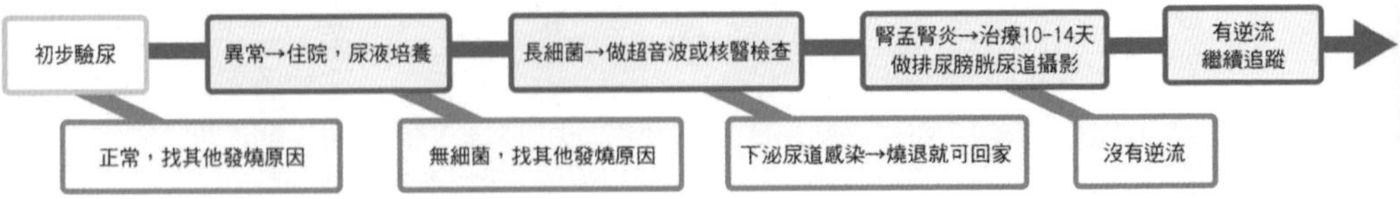

圖 4-8　嬰兒泌尿道感染的處理流程

19 玫瑰疹

有一位一歲大的小女嬰因為不明原因發燒住院，她燒了兩天，每天都燒到四十度，而且還有輕微的拉肚子。住院以後尿液檢驗白血球輕微上升，所以就被當作泌尿道感染治療。治療了三天，尿液細菌培養和糞便培養也沒有發現任何細菌。她高燒了五天，自己就退燒了。退燒的當天，身上開始冒出一粒一粒的紅疹，而且越來越多，到了退燒的第二天，幾乎從頭到腳都長滿了這種不痛不癢的粉紅色斑點。這個孩子得到的症狀，正是典型的「玫瑰疹」。

玫瑰疹是小兒科醫師展現「未卜先知」能力的疾病：膽量小的，極度謹慎的醫師，可能會像上述例子一樣，當做其他疾病來檢查與治療，繞了一大圈，最後才發現原來只是虛驚一場；膽子比較大，經驗豐富的醫師，就可以預測「可能是玫瑰疹」，多等個兩、三天，最後疹子一出，真相大白，家長與醫師都很高興。玫瑰疹這個疾病，一定要燒滿四、五天，疹子才會出現，因此在剛開始發燒的前三天，非常不容易診斷，再怎麼有經驗的醫師，還是有可能會猜錯。

這裡提供一些祕訣，或許可以讓家長早一點懷疑病童得到的是「玫瑰疹」，進而少做一點無意義的檢查與治療，增加孩童的痛苦。

1.玫瑰疹的病童年齡較小。一般發病的年紀都在兩歲以內，若是更大的孩子就要小心可能是其他問題。

2.玫瑰疹常常是發「高」燒，最高溫度常常動輒三十九、四十度，而且反反覆覆持續四到五天。如果溫度太低，我反而會懷疑是其他疾病。

3.玫瑰疹的病童沒有呼吸道症狀，也就是沒有咳嗽、沒有流鼻涕，食欲正常、不會嘔吐。唯一的線索是會有輕微的腹瀉，但不嚴重。

4.玫瑰疹的孩子精神很好。除了發高燒的時候有點懶洋洋，吃了退燒藥後，一定又是一尾活龍。

5.最後一個徵象，要醫師檢查喉嚨才看得到，就是有一點點喉嚨泛紅發炎。

玫瑰疹沒有快速篩檢，沒有血液、尿液，或任何檢查可以早期證明。所以，如果上述五項都符合的話，我通常會等個四到五天，等玫瑰疹子冒出來。最終若是我猜對了，那麼就是皆大歡喜的局面。如果還是沒有疹子冒出來，我才會開始朝其他疾病去檢查，包括檢驗泌尿道感染或抽血等。

在玫瑰疹發燒的那四到五天，家長要怎麼照顧病童呢？其實就是照顧他的體溫就可以了。發燒要怎麼照顧，可以參考我本章第一節第一六五頁的〈發燒〉，至於吃與喝，都沒有特別的禁忌。最重要的是放輕鬆，注意觀察孩子的精神與食欲，若真有明顯下降，才要趕快就醫。

20 川崎症

朋友的小孩剛滿兩歲，最近已經連續高燒四天了。夫妻倆都是高知識分子，自己上網根據症狀查資料，認識了一個叫做「川崎症」的疾病。於是他們把孩子的皮膚、眼睛、手臂的症狀一一照下來，傳到我的手機，直截了當的提問：「會不會是川崎症啊？」

看起來真的很像，我請他們行李打包打包，準備來住院了。雖然已經高燒四天，但孩子的精神、活動力都還不錯，食欲也不差，所以我決定等待一天。到了第五天，已經符合川崎症「發燒五天」的定義，給予特效藥注射「免疫球蛋白」之後，燒就退了下來，疹子慢慢消失，眼睛也漸漸不紅。又多觀察了兩天，證實沒有再復發，就讓朋友安心出院回家。後來在我們診持續追蹤了幾個月，心臟都沒問題，孩子正式宣告「畢業」。

住院的時候，朋友問我，為什麼網路上面的文章，都把這個疾病寫得很可怕：心臟血管會發炎、阻塞；要打免疫球蛋白；要吃阿斯匹靈（Aspirin），長期服藥；還有可能會致命。而且得這個病，還可以申請重大傷病卡，應該是很嚴重才對，怎麼我看起來一派輕鬆的樣子呢？

我告訴她：「是啊，川崎症是很嚴重沒錯，後遺症也很可怕，但這個疾病最令人擔憂的應該是『未即時診斷出來，錯過黃金治療期』這件事。今天妳也知道孩子是川崎症，我也告訴妳的確是川崎症，那麼我們就不可能會『錯過黃金治療期』，也就是發病超過十天這個治療期限。至於需不需要用藥？什麼時候用藥？在第五天到第十天間，有非常寬的模糊地帶，讓醫師選擇適當的介入程度。」

上面所寫的這段文字，是送給已經知道什麼是川崎症的家長們看的。如果您到現在還不知道什麼是川崎症，那麼可能要先從我接下來的敘述看起。

川崎症是什麼？

川崎症好發於六個月到五歲之間的幼童，發生率雖然不高，但在黃種人身上特別多，常見於日本、韓國、臺灣等國家。此疾病的症狀有下列幾個特徵：

1. 持續發高燒並超過五天（必要條件）。
2. 手腳指尖周圍泛紅浮腫，一兩週後會脫皮脫屑。
3. 不同型態的皮疹，廣泛分布於四肢和軀幹。
4. 兩眼結膜充血，但是沒有分泌物。
5. 嘴唇乾裂、泛紅。

6. 急性頸部淋巴結腫大，單側或雙側。

7. 臺灣的兒童還會有一個特徵，就是之前接種卡介苗的疤痕會突然泛紅。

除了發燒是必要的條件之外，其他六項症狀如果統統都出現，小兒科醫師還診斷不出來是川崎症，那還真的有點說不過去。不過現實生活中，大部分的病童，能符合其中三項指標，就已經很不錯了；也就是一些症狀看起來有點像，又有點不像，這才是川崎症診斷困難的地方。

不過生在臺灣的孩子還算是幸運，因為相較於白人，川崎症的發生率高，大部分的醫師都曾經診治過，因此對此疾病的經驗相對比較充足，很少因為失去警覺，而蹉跎了黃金治療期。

川崎症唯一需要擔心的併發症：心臟冠狀動脈瘤

不管怎麼說，看到醫師猜來猜去的，就代表了一件事：沒有任何抽血的檢驗，可以明確的診斷川崎症。目前醫界對於川崎症的認識，大致勾勒出一個可能的途徑：也就是因著「某種不知名的感染」，剛好碰上了「黃種人特有的不知名基因體質」，迸出不對盤的火花，引發免疫系統過度反應，傷害了身體的中小型血管所引發的症狀。什麼時候這些「不知名」的感染與基因，會變成「知名」呢？我想十年內應該會有答案，但目前還是一盒散亂的拼圖，看不出事實的原貌。

剛才提到川崎症發作時，免疫系統會攻擊中小型血管，其中最重要的一條，就是供應我們心臟血流的「冠狀動脈」。在三十年前，醫師還不知道可以使用免疫球蛋白治療川崎症，那時候有將近五分之一的孩子生病之後，冠狀動脈會因為發炎而遭破壞，形成所謂的「冠狀動脈瘤」，導致嚴重的後遺症，甚至死亡。不過如今我們知道免疫球蛋白可以治療川崎症之後，這個後遺症的數字驟降至五％以下，如果是在五到十天這段黃金治療期間投藥的話，併發症還可以降更低到一％左右。

正如我這裡所強調的，很多文章不斷強調「黃金治療期」，其實概念很簡單，就是在提醒醫師：趁冠狀動脈還沒被破壞之前，趕快用藥就沒事了。

別加碼要求不必要的治療

川崎症的另一個治療藥物，是阿斯匹靈。看到這個藥，就可以想見當年還沒有免疫球蛋白的時代，醫師是如何病急亂投藥，把阿斯匹靈這個兒童不常使用的藥物也推上火線。隨著時代演進，阿斯匹靈在川崎症的角色，也已經漸漸不太被重視。目前至少已經知道，在急性期使用阿斯匹靈恐怕沒什麼幫助，但之後如果產生冠狀動脈瘤，為了避免心血管栓塞，阿斯匹靈還是得長期使用。

醫學就是這麼一門藝術，隨著知識的演進，沒有標準答案，也不會永遠停留在同樣的治療方法。提醒再提醒，在這個世代藉由網路媒體，讓家長接觸與認識川崎症這個歷史上嚴重的疾病，肯定是必要的。但隨著一知半解之後的恐慌、焦慮，或者自己加碼要求不必要的治療，恐怕也是天秤的另一端，需要平衡的部分。

21 需注意的皮膚病徵

小兒科的皮膚病徵實在太多了，包括病毒疹、異位性皮膚炎、蕁麻疹、溼疹、出血點、蜂窩性組織炎……真的是「族繁不及備載」。一般的父母實在不可能一一辨明或診斷，還是得靠醫師的幫忙。所以，這裡我只介紹兩種需要趕快就醫的皮膚表徵：一個是出血點，一個是蜂窩性組織炎。

出血點

出血點就是皮膚的微血管破裂。至於為什麼會破裂？這是小兒科醫師才需要知道的細節。瘋狂大哭過後的幼兒，眼睛周圍的皮膚也許會出現細小紅斑，此出血點是因為哭太用力，把血管擠破了，這種就不需要擔心。但是如果身上其他地方發現出血點，原因可能是「血小板過低」、「過敏性紫斑」，或者更嚴重的「敗血性血栓」等。反正，不會是什麼好事情，趕快掛急診就對了。

要怎麼分辨皮膚上出現的紅點點是否為「出血點」呢？很簡單，快去拿一個透明的玻璃杯，輕輕壓在寶寶身上的紅色斑點上；如果輕壓之後，透過玻璃杯觀察，疹子就不見了，顏色一壓就褪色，那就屬於一般的紅疹。相反地，如果透過玻璃杯，疹子依然呈鮮紅或泛紫，表示此為出血點或紫斑，需要盡速就醫做進一步診斷。

蜂窩性組織炎

蜂窩性組織炎，跟蜜蜂一點關係也沒有，其實就是「皮下組織感染」。我們的皮膚是一面厚厚的城牆，堅固擋住外來伺機而動的細菌們。然而一旦皮膚出現傷口，這些細菌就會侵入我們的皮下組織，如果抵抗力不足，就會變成蜂窩性組織炎。

蜂窩性組織炎一定要有四個要素：紅、腫、熱、痛。我聽過太多這樣的故事：小朋友被蚊子叮咬，當天馬上腫一大包，被當做蜂窩性組織炎，給予抗生素治療。但是在這個孩子身上，只有一點點紅，雖然很腫，但是沒有熱，壓了也不會痛，這大部分是「過敏性水腫」，而不是蜂窩性組織炎，因為根本沒有細菌在裡頭。

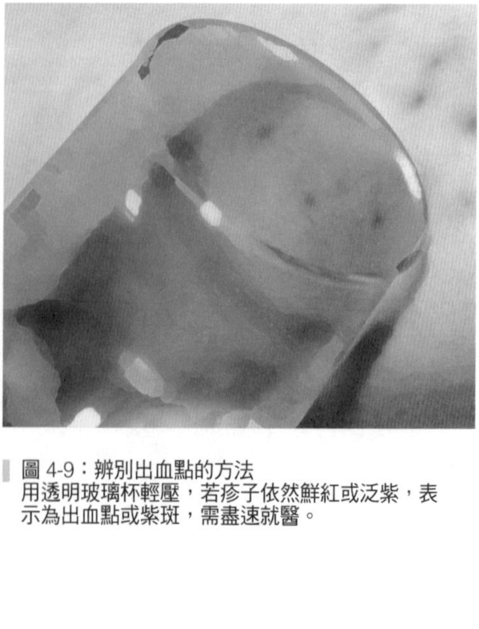

圖 4-9：辨別出血點的方法
用透明玻璃杯輕壓，若疹子依然鮮紅或泛紫，表示為出血點或紫斑，需盡速就醫。

真正的蜂窩性組織炎，一定會先有一個傷口，可能是抓傷（人或動物）、咬傷、割傷、刺傷，進而開始泛紅、腫大，觸摸會疼痛，最終可能會發燒。蜂窩性組織炎一定要趕快就醫，用抗生素治療才會痊癒。

這裡跟大家提醒一下：蚊子叮咬的傷口，或者注射疫苗的針孔，都很小很小，不可能一天之內細菌就入侵。除非用手抓破皮，細菌從指甲被摳入傷口裡，經過四十八小時，才可能變成蜂窩性組織炎。所以真正令人擔心的是「抓癢」這個動作，而不是蚊子叮咬這件事本身。

下次再聽到有人告訴您，「被蚊子叮立刻變成蜂窩性組織炎」的時候，應該是錯誤的訊息。

22 何時掛急診？

您是否有這個經驗？當孩子生病了發生一些症狀，心急如焚的您手忙腳亂的送孩子到急診室，卻換來醫師一陣白眼，一副「又沒怎樣幹嘛那麼緊張」的表情？這裡告訴家長們什麼時候要送急診，其他時候門診掛號就可以了。有些嚴重的病徵就不用強調了，比如說大面積燙傷、大出血、嗆到窒息、抽搐、昏迷等，不可能不送醫急救。下面列出的是一些您可能會不是很確定是否嚴重，但事實上要快點來就醫的狀況。

1. 一個月以下的新生兒精神變差：可能是嚴重的敗血症，快送醫。
2. 精神渙散：若您的孩子不哭不笑，眼睛只盯著一點看，整個人軟趴趴的，快送醫。
3. 一碰他就喊痛或尖叫，快送醫。
4. 不能走路：不能走路可能是腳的問題，也可能是腦部疾病（如腦瘤），常常也是嚴重腹痛的表現。
5. 肚子痛到不能走路：可能有嚴重腹部感染。
6. 睪丸或陰囊疼痛：如果是年紀比較大的孩子（大於十三歲）要小心睪丸扭轉。
7. **喘：這是最重要的症狀，也是最難辨別的症狀。**首先您要確定孩子不是因鼻塞而呼吸很大聲——先用食鹽水清洗鼻子後抽鼻涕，再予以評估。不管是呼吸費力，呼吸有哮吼聲，或者「咻咻」的喘鳴聲，都應該快點送醫。體溫正常時呼吸若大於六十次／分鐘，唇色發紫、胸肋凹陷的話，更要快點就醫。

8.唇色發紫：缺氧，快就醫。

9.流口水：不是小嬰兒的一般流口水，而是本來已經不會流口水的孩子，突然不能吞嚥，口水直流，才是不正常的。這可能是吞嚥困難，來自口咽方面的任何疾病（如腸病毒、會厭炎等），所以要儘快就醫診斷。

10.脫水的徵兆：您的孩子若因為嘔吐或腹瀉嚴重，可能會有脫水的現象，包括八小時未解尿，眼眶或囟門（小嬰兒頭頂上軟軟的那塊）凹陷，精神不濟等。年紀較大的小孩不會吐個一、兩次就脫水，毋須太緊張，先觀察有無其他脫水的徵兆。

11.身上有紫斑或出血點：身上若有紅色的出血點，或紫色的斑點，要迅速就醫。前面提過，出血點跟一般疹子的差別是，用透明的玻璃杯或玻璃蓋壓住疹子觀察，如果壓下去疹子就消失，那是正常的疹子；若是壓下去疹子仍然鮮紅，那就是出血點。

12.高燒四十度以上，或體溫低到三十六．五度以下。當測量到體溫過低時，請家長記得使用肛門溫度計再測量一次，通常會發現耳溫槍在相對低溫時，常常會失準。

23 小兒用藥安全

在本章的最後，我來跟各位家長談談小兒用藥的一些基本觀念。

1.**兒童少吃藥：**不管是中藥或是西藥，沒有任何一種藥是沒有副作用的。如果有少數中藥總是強調天然植物提煉，完全不提其副作用，那麼這是一種欺騙的行為。至於大部分西藥則很誠實的將副作用寫在藥品仿單上，萬一不幸發生了不良反應，就可以回溯調查是哪一種藥所引起。然而，一種藥加上第二種藥會發生什麼事情，有時候就很難評估了；如果再加上第三種、第四種、第五種，同時配合各式各樣不同的食物，說實在，會迸出什麼不良的火花，恐怕神仙也難知道。

許多藥物上市之前僅只有成人的臨床試驗，並沒有通過兒童的部分。因此，您的孩子若是看病後，拿到紅白藍綠黃一大堆的藥混在一起，請算一下處方單上有幾種藥物：**種類超過七種的處方，恐怕要問清楚後才給孩子服用。**對於兒童用藥而言，**「吃藥種類能少就少」**！

2.**大部分的感冒藥，都是可吃可不吃：**我相信這個觀念與許多人

黃醫師聊聊天

天然提煉不等於安全的代名詞，很多不好的東西也是天然植物提煉的——比如說大麻。

的認知有很大的不同。很多人都以為「早點吃藥病早點好」，其實不盡然如此。兒童用藥最常開立的不外乎退燒藥、化痰藥、鼻涕藥、止瀉藥、脹氣藥等，這些藥物吃了孩子病就會好嗎？不，絕對不是的。

這些藥只是「症狀治療」，也就是「讓您的孩子在生病的過程中舒服一點」，卻沒有殺菌的作用。事實上，超過九〇%小兒急性感冒，都是以病毒感染為主，而對於幾乎所有的病毒，醫學上都沒有特效藥（流感病毒除外），必須靠我們的抵抗力自然殺死它。不同種類的病毒，病程需要的時間不一樣，有些病毒需要兩天，有些則需要五天。如果這隻病毒需要五天才會痊癒，不管有吃藥，或是沒有吃藥，都一樣會生病五天才會痊癒。

「真的嗎？」您可能大吃一驚，是的，正是如此。再次強調，吃藥的功用，就是讓孩子在生病的過程中舒服一點。您可能曾經歷過發燒的孩子因為畏寒而哭鬧不休，或是痰太多咳嗽到生氣大哭，或是流鼻涕流得滿臉，這些不舒服的症狀，都可以因為吃藥，多多少少得到改善。因此，如果症狀已經減輕很多，家長決定不需要再吃藥，也是沒有關係的。另外，如果孩子極度抗拒吃藥，每次餵藥都要哭鬧一、兩個小時，那麼「吃藥」這件事反而成為他最大的痛苦，在症狀輕微的前提下，就別再吃藥了。

但是，有些用藥是不可以擅自停止的，比如說抗生素、鼻噴劑或吸劑、免疫疾病用藥等，如果不清楚，可以請問開立處方的醫師：「這些藥一定要吃到完嗎？」相信醫師會給您正確的答覆。

3. **藥物分裝，比混在一起好：**WHO在兒童用藥的指引中提到，不同的藥，應該用不同的包裝，並標明不同的用法。這一點在大醫院都做得到，許多診所也有很好的標示，然而有少數醫師是統統磨好粉混在一起，這是不正確的。套一句阿甘正傳的名言：你永遠不會知道你將拿到什麼！（You never know what you're gonna get!）

4. **藥水比藥粉好：**您餵孩子吃過「早晚各四分之一顆」這種處方的藥物嗎？如果您曾經自己磨藥粉，就知道這是個多麼困難的「手藝」。就算有專人幫您磨好粉，混著藥水一起喝，您看到小杯子上還殘留著一些藥粉嗎？究竟您的孩子真正吃進去多少劑量，恐怕沒有人能回答。當然，有些藥物並沒有藥水的劑型，沒得選擇，只好開藥粉，或者孩子非常痛恨藥水，那也只好用藥粉。但除此之外，藥水還是比較正確的兒童用藥。

5. **藥粉請在吃之前才磨：**馬偕醫院藥局常常被人投訴抗議，說他們都不幫忙家長磨藥粉，實在是啞巴吃黃蓮，有苦說不清。衛生署早已強烈建議兒童用藥不可在醫療院所磨粉，以免汙染到其他藥物，或者造成藥效衰退。您可能不知道，**從藥錠拆開被磨粉的那一剎那開始，藥品就開始變質**，到了第三天甚至第五天，藥效甚至已經降低至五〇%，這樣的藥，還有效果嗎？所以我的建議是，買一個磨藥器（不到一百元），跟醫師說：「我的藥自己磨就好。」拿原裝的藥錠，等孩子吃藥前再磨粉。

6.不要隨便打點滴：我已經聽過太多位家長跟我請求：「吊個點滴讓孩子快點好。」我的答案常常是：「不好不好。」醫學上應該要有的共識，就是「藥能用吃的就不要用注射的」。靜脈注射點滴，通常只在非常時期，比如說無法進食（腸胃道出血、阻塞），或脫水、休克、低血糖等，須快速改善或急救的狀況。所以，能吃能喝、能跑能跳的孩子，絕對不需要打點滴。點滴液的成分，如果沒有加入其他藥物，基本上就是生理食鹽水與葡萄醣液。

有人說：「是啊，醫師，裡面要加那個黃黃的營養針才有效！」那個黃黃的就只是維他命，還不如吞一顆小善存。還有家長要求在點滴裡加入退燒藥，這就回到我剛剛的原則：藥能用吃的，就不應該用注射的。如果您知道每年都有人因為注射退燒藥而產生過敏性休克，應該會和我一樣決定藥還是用吃的比較妥當。最後，如果您覺得打點滴之所以會有精神變好的效果，純粹是因為強迫臥床休息所導致。

黃醫師聊聊天

兒童用藥一向是由大人來主導，兒童不能為自己的權益發聲，只能默默的接受。所以，為了自己的孩子，請勇敢的跟醫師說：「我孩子的處方請減至最少，不必幫我混合，也不必幫我磨藥，能開藥水最好，點滴或者肛門塞劑能不用就不用。」相信只要是有良心的醫師都會非常樂意配合的。

第五章

三大
過敏症

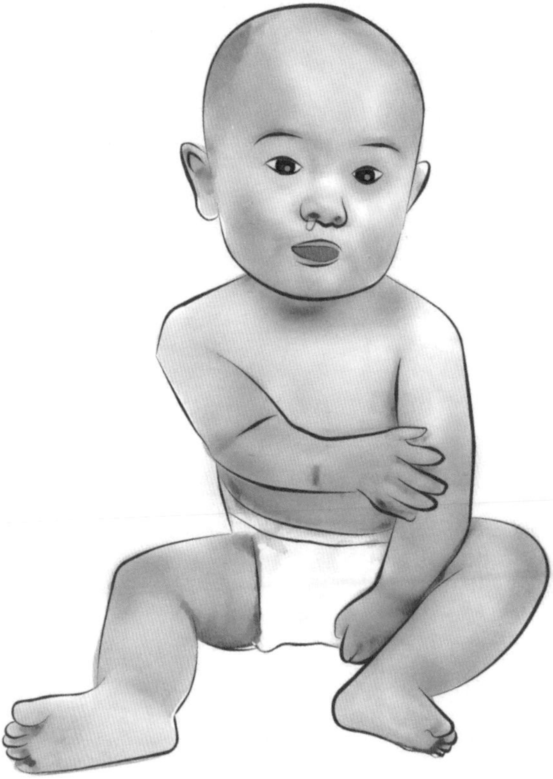

現在小兒科門診的小病人，幾乎有一半都有過敏體質，有些是過敏性鼻炎，有些是異位性皮膚炎，也有些是氣喘。越來越多的家長困擾著，為什麼以前過敏的人沒那麼多，現在孩子卻動不動就過敏呢？目前有幾個可能的原因：

1. **診斷率增加：**過去在感染症肆虐的年代，誰會在乎家裡的小孩早上起來打個噴嚏呢？但時代不同了，如今因為疫苗與抗生素的發展，得到感染症的孩子已經越來越少，因此當孩子有些惱人的過敏症狀，反而越來越常被帶到診所求醫，診斷率因而增加。

2. **家族遺傳：**科學家逐漸在尋找一些導致過敏的基因，試著解釋家族裡過敏的傾向。有趣的是，目前看來，似乎母親過敏比父親過敏還容易遺傳到孩子身上呢！有些人認為胎兒還在子宮的時候，就已經受到媽媽過敏的環境影響（比如說母親懷孕時吸入二手菸）。另一個說法是，重要的過敏基因可能存在於粒線體（一個只帶有母親DNA的胞器）。

3. **空氣汙染：**雖然家族遺傳對過敏診斷很重要，但可以肯定的是，基因絕不是造成過敏的唯一兇手，空氣汙染才是引發過敏最重要的因素。舉例來說，在柏林圍牆倒塌後，東德人開始移居或接受西德的現代化生活，環境中空氣汙染與日俱增，過敏的人數也開始上升。但東德人還是東德人，他們的基因並沒有改變過，是環境汙染使他們的過敏被引發。臺灣的都市有汽車，鄉間有工廠，我想，已經很難找到一個沒有空氣汙染的淨土了。

4.**社會化的影響**：研究發現，高知識水準家庭的後代，比低社經階層的後代更容易過敏。低社經階層的家庭通常媽媽很年輕就生小孩，而且生很多，和老人家住一起，是大家庭的結構。這些因素是哪一項可以降低過敏的機會呢？目前還不清楚。有人認為高社經地位的孩子常常待在家裡，很少出外走動，因此增加接觸屋子裡過敏原（如塵蟎、黴菌）的機會，也是造成孩子過敏的原因。

5.**衛生理論與農場理論**：這是近幾年很熱門且令專家們尷尬的理論。當各國致力於公共衛生、改善環境清潔之餘，雖然減少了感染性疾病，卻讓我們的免疫系統「訓練不足」，英雄無用武之地。比如說，寄生蟲疾病在都市已經非常少見了，所以用來對付寄生蟲的E抗體（IgE），幾乎已經碰不到敵人。這些抗體因而轉向攻擊我們自身的鼻腔、氣管、皮膚，造成過敏性鼻炎、皮膚炎與氣喘。相反的，住在鄉下農場的孩子每天接觸家禽家畜的細菌與毒素，免疫系統「訓練有素」，反而比較不會過敏。但請不要誤會，並不是得到每個細菌病毒都能保護過敏兒，比如說，得到呼吸道融合病毒或者是百日咳感染的孩子，反而比沒得過的孩子更容易產生氣喘。所以「骯髒吃，骯髒長大」這個俗語，恐怕還要刻意挑選對免疫系統有幫助的「髒」，而不是普遍性的「髒」。

過敏的三大疾病：氣喘、過敏性鼻炎、異位性皮膚炎，我將會在此章節一一介紹。

1 氣喘

我自己在兒童時期就是個氣喘兒。雖然長大以後就已經很少發作，但是一直到現在，我的氣管依然是個「塵蟎偵測器」，只要哪裡有塵蟎聚集，我一定聞得出來。

首先要讓各位做父母的知道：氣喘，其實就是「過敏性氣管炎」，它就和過敏性鼻炎、異位性皮膚炎一樣，屬於過敏體質的三大疾病。為什麼要強調這個定義，是因為很多家長聽到「氣喘」二字，馬上聯想到電視上呼吸困難、命在旦夕、喘得面青唇白的畫面，因而拒絕接受孩子被標上氣喘的診斷。我認為，這一切都是因為中文翻譯的問題，並且「喘」這個字，總是給人體弱多病、孱弱不濟的不良印象。有些醫師喜歡說「過敏性的氣管炎」，讓家長聽起來悅耳一點，倒也無不可，其實是一樣的意思。

氣喘，或過敏性氣管炎，就像過敏性鼻炎一樣，只是發生的位置在孩子的氣管。鼻炎的孩子反反覆覆的打噴嚏，等同於氣喘的孩子咳嗽；鼻炎的孩子流鼻水，等同於氣喘的孩子有痰聲；鼻炎的孩子鼻子腫脹鼻塞，等同於氣喘的孩子哮喘，發出咻咻咻的聲音。所以當你的孩子已經開始慢性咳嗽、有痰聲，基本上就已經走向氣喘，而非等到咻咻咻喘鳴聲發作才算數。

到底您的孩子有沒有氣喘呢？根據全球氣喘創議組織理事會（GINA）的指引，有六個指標可以讓您自己在家檢視：

1.您的孩子曾經呼吸有「咻咻」的喘鳴聲嗎？

2.您的孩子常常有夜間咳嗽的症狀嗎？

3.您的孩子每次運動或者遊戲完都會咳嗽嗎？

4.您的孩子接觸到受汙染的空氣，或者是某種過敏原，就會胸悶、咳嗽，或者發出喘鳴聲嗎？

5.您的孩子每次感冒都「痰很多」，而且症狀都「超過十天以上」嗎？

6.您的孩子以氣喘的藥物治療後，症狀就明顯的改善嗎？

上述這六個問題，只要有一項，就可以懷疑是氣喘兒。家長必須知道的是，只有嚴重的氣喘兒才會像電視演的那樣喘咻咻的，大部分孩子都是以慢性咳嗽做為表現，比如說夜間咳嗽，或者感冒久咳不癒。如果您的孩子因為慢性咳嗽被醫師診斷為氣喘，千萬不用驚訝，並不是一定要到喘咻咻的地步才能說他是氣喘。

近年來過敏性氣管炎的孩子逐年增加，根據統計，大臺北地區學童氣喘盛行率從民國六十三年的一．三％一路攀升，到民國九十一年已經有十九．七％，幾乎已經達到五分之一，而現在的人數一定比當年還更高。過敏性氣管炎的人越來越多，重要的觀念是，過敏體質一旦被誘發，就不可能回頭了。因此我常跟病人說，**過敏可以被控制，但不可能被根治**。若您的孩子已經有了氣喘，用任何藥物、益生菌，或是營養品等，都只能「控制」不再發作，而不能根治，這點一定要了解。「控制得很好」雖然與「根治」相去不遠，但還是有根本的不同，舉例來說，很多媽媽已經多年沒有過敏氣管，生完孩子之後睡眠不足，開始夜間咳嗽，咳嗽帶痰，很有可能就是隱藏多年的過敏體質在作祟。

接下來就來跟各位說明怎麼好好「控制」您孩子的過敏性氣管炎。一共有環境控制、飲食控制、生活習慣調整與藥物控制等四大任務：

1. 環境控制

大家都知道環境中有許多會誘發氣喘的因子：塵蟎、香菸、黴菌、油煙、空氣汙染、蟑螂等，其中最重要的就是塵蟎的防治。以下提供多種方法來滅絕塵蟎與其他致敏原：

（1）降低室內溼度：當室內溼度在五〇％以下的時候，塵蟎和黴菌這兩大致敏元凶會很難繁殖，活得很不好。因此，當孩子去上課，或者長時間離開房間時，請使用高效能除溼機除溼。要注意的是，太乾的空氣也會引發氣喘，所以孩子一旦回家，就把除溼機關掉，窗戶打開通風。總而言之，就是「房間裡面沒有人的時候才除溼」。

（2）**丟掉地毯、厚窗簾布、沙發坐墊、彈簧床墊及填充玩具：**這些東西都是塵蟎生長的溫床，請趕快搬走，改用皮革材質、塑膠材質，或以木製家具取代。如果睡不慣木板床，彈簧床須使用防蟎套將床墊、枕頭、棉被全部包起來，這非常重要。很多母親捨不得花這個錢，展現阿信的精神天天洗床單，這樣做完全是白費功夫。塵蟎都躲在床墊裡面，光洗床單是沒有幫助的，除蟎機也只能清除床墊表面的塵蟎，太深層的皮屑依然很難除盡。

（3）**不要再抽菸了：**很多爸爸以為去陽臺抽菸就沒事，即便如此，也很難讓屋內是個無菸的環境。長期暴露在有菸的致敏原下，孩子的氣喘不容易改善。

（4）**寢具的洗滌：**包上防蟎套之後的床鋪，您可能會再套上一個孩子喜歡的漂亮床單。這些床單枕套需每星期用攝氏五五度以上的熱水或烘乾機先處理十分鐘，或者使用殺蟎化學製劑後，再以清水洗滌乾淨。這樣做是藉由加熱或化學藥物來殺死床單上的塵蟎。請注意：**殺蟎化學製劑絕對不能取代防蟎套！**

（5）**高效能粒子空氣過濾**（High-Efficiency Particulate Air Filter, HEPA）**系統：**市面上有HEPA系統的吸塵器，也有HEPA系統的空氣清淨器。使用這些可以稍微減少空氣中飄浮的灰塵與塵蟎，經濟上許可的話，可以每個房間放一臺。

（6）**每週清理冷氣及濾網**：此步驟可去除灰塵、碎屑及黴菌過敏原。

（7）**如果原本家裡沒有寵物，就不要新養寵物**：狗皮屑、貓皮屑都是讓孩子氣喘的過敏原。但如果孩子出生時就已經飼養狗狗貓貓，則可以繼續養，不需要送人。

（8）**大掃除時不要留在現場**：大掃除時，塵蟎過敏的病人應在清潔時及清潔後一小時內遠離該處，因為此時致敏原是滿天飛舞。

2. 飲食控制

絕對沒有一種「神奇的食物」可以讓孩子的氣喘馬上被控制，**健康均衡的飲食是唯一法則**，不可以吃零食、飲料、速食以及含香精的麵包等。多補充水分對溼潤氣管有幫助，因為這樣會讓氣管的分泌物不會那麼黏。在發作時期，溫的飲品絕對比冰冷的好，氣喘發作時期的孩子喝冰水、吃冰棒，通常會誘發咳嗽，但是當氣喘已經控制良好時，喝冰水、吃冰水果則無大礙，並非一輩子都要喝溫水。

特殊體質的孩子，吃某些水果會誘發過敏，比如說奇異果、橘子、香蕉等等，然而並非所有氣喘兒童都不能吃上述水果，千萬不要隨便限制孩子吃天然的食物。抽血檢驗過敏原無法判定哪一種食物會誘發氣喘，必須親身體驗確認，才能判定是否要暫停食用。

近年來，益生菌的效果被過分的誇大，好像每天喝個優酪乳就可以免除過敏的煩惱，事實上，益生菌的效用並未經過臨床醫學證實，尤其是對呼吸道過敏可能沒有任何幫助。況且益生菌有非常多種類，不能說某科學家發現這隻益生菌有效，全世界跟這隻菌種類似的表兄弟姊妹也統統一樣有效，雞犬升天，沒那麼好的事。總之，氣喘的孩子吃益生菌的效果可能不佳，但吃了大概也沒什麼害處。

3. 生活習慣調整

生活習慣當中，睡眠充足非常的重要，絕對不要讓孩子晚睡！作息只要不正常個幾天，氣喘就很容易發作。感冒也是引發氣喘的一個重要因子，所以，如果飲食作息正常，減少感冒的機會，當然可以減少發作的頻率。

發作時，避免孩子吸入冷空氣也很重要。若是在冬天起床時，能給孩子一個溫毛巾敷臉，讓他不會馬上接觸到乾冷的空氣，並且出門時戴口罩，不要快速的吸入冷空氣，對發作期的穩定很有

黃醫師聊聊天

曾經有幾種食物我吃了氣喘會發作：橘子、香蕉、奇異果。但是現在體質穩定，吃這些水果都沒問題，除非過量。然而這些都是我個人的體質經驗，理論上每個孩子的「地雷」應該各有不同。

幫助。但如果氣喘已經穩定控制，就不需要整天戴口罩了。

適度的運動也同樣重要，而且對體質改善很有幫助。很多人誤以為氣喘的孩子是不能運動的軟腳蝦，實際上是錯得離譜。韓國游泳奧運金牌朴泰桓就是氣喘兒，我自己也曾泳渡日月潭，大學時也是壘球隊員，根本不受氣喘影響。當然，所有的運動當中以游泳最好，因為游泳時呼吸頻率溫和，而且吸入的空氣溼度高，不會刺激氣管。然而近年來有關游泳池消毒的氯氣與氣喘的引發似乎引起爭議，所以游泳是否對氣喘是完全正面的幫助，要視個人體質而定。我的建議是：游戶外露天的游泳池比室內游泳池來得好，因為氯氣濃度會低一點；至於室內游泳池，如果游了一陣子症狀不減反增，趕快停止。或者改換一家用臭氧消毒的游泳池試試看。

4.藥物控制

氣喘的藥物分為兩種：保養預防藥物和急性緩解藥物。當一個孩子被診斷為氣喘的同時，就應該開始使用保養預防藥物；若是突然急性發作，咳得很厲害，或者已經有喘鳴聲，就應該使用急性緩解藥物了。至於使用哪一種，由醫師為您決定，切勿擅自做主。

1. **保養預防藥物**

（1）**吸入型類固醇：**吸入型類固醇每天一次或兩次，因為劑量非常的低（每劑約為口服的一%），且局限在氣管而不是全身，許多大型的研究都指出，幾乎沒有任何的副作用。尤其是目前新型的藥物，若在醫師指示下，間歇性的使用，對身高影響極微，根本不需要擔心。

（2）**欣流**（Singulair）**：**每日睡前一顆。欣流不是類固醇類，是另外一種白三烯素拮抗劑（**leukotriene receptor antagonist**），副作用也很少，但效果比吸入型類固醇稍差。

2. **急性緩解藥物**

（1）**口服或注射類固醇：**因為是口服或注射，所以藥物會進到全身，若是劑量過高，或長期服用超過十四天，會有副作用產生，但短時間使用正常劑量則不需要擔心。什麼是正常劑量？我教大家怎麼計算：每公斤體重每天一到二毫克。比如說一個十公斤的孩子，一天吃十到二十毫克，使用不超過兩週，都屬正常劑量。

（2）**口服氣管擴張劑：**氣管擴張劑有很多種，有長效有短效，效果大同小異，這裡不詳細說明。有兩個重點要提醒：第一，剛開始吃擴張劑手會發抖，這是正常的副作用，家長可以將藥量稍微減少一點，或者一、兩天後就不會抖了。第二，沒有氣喘的人，感冒是不需要吃氣管擴張劑的！若是您的孩子並沒有過敏性氣管炎可以不要吃這種藥，避免不必要的副作用。

（3）短效吸入型氣管擴張劑：短效吸入型擴張劑是氣喘者的救命仙丹，但也是濫用者的致命傷。一般急性發作時，可以用此藥物緩減症狀，但是不可以用過量，也盡量不要連續使用超過兩週。過度依賴吸入型氣管擴張劑的最典型例子，就是歌姬鄧麗君小姐。

使用藥物控制有三大原則：提早預防，勿排斥吸入型類固醇，以及使用方法要正確。

1. **提早預防：**不要等到您的孩子喘到不行時才開始用藥，那已經太晚了。既然已經有這樣的體質，看到孩子咳嗽進入頻繁發作時，就應該開始定時使用保養預防的藥物；孩子感冒後容易引發氣喘，所以感冒初期也應該開始使用保養預防的藥物；有些孩子從事激烈運動時易引發氣喘，這些人運動前就應該用氣管擴張劑預防發作。早點用藥可以減少您的孩子發作到最嚴重的狀況，若是到那種地步反而讓他暴露到更高劑量，更全身性的藥物，得不償失！

2. **勿排斥吸入型類固醇：**有一些家長盲目的排斥任何的類固醇，視之為牛鬼蛇神般，堅持不肯讓孩子使用，這種錯誤的觀念真是害慘了氣喘的孩子。**類固醇到目前為止，是唯**

一可以幫助氣喘兒最有效的藥物！當然，如果您的孩子是使用「口服類固醇」，家長必須注意劑量（請參閱前述）與療程，不可超過兩個禮拜，也不可常常服用。

然而，「吸入型類固醇」就沒有這個問題，即便吸三個月、五個月，都不會影響孩子發育。事實上，根據研究，氣喘控制不良的孩子，因為長期咳嗽、食欲不佳、睡眠品質不好，導致生長發育都相對遲緩，長不高也長不胖；反而使用吸入型類固醇預防控制的孩子，睡得好、精神好，才有力氣長高長大，學習效率也較佳！

3.**使用方法要正確：**使用定量噴霧吸入型藥物時，若是配合「吸藥輔助艙」（spacers），效果可以加倍。吸藥輔助艙很貴（約一千多元），卻是個好東西；它可以讓藥物顆粒均勻的分布，不會黏在輔助艙上，吸氣時藥物也可以深入支氣管，增加藥物利用率。使用吸藥輔助艙時，要深呼吸後憋氣八秒鐘，不會憋氣的幼童，則讓他自由呼

黃醫師聊聊天

如果家長對吸入型類固醇有所疑慮，我算一遍給大家看。以20 公斤的小孩為例，口服類固醇最低劑量每天每公斤 1 毫克，也就是一天要吃 20 毫克，一般治療「至少」5 天，所以口服一個療程需 100 毫克的類固醇，這已經是非常謹慎的劑量了。但吸入型類固醇每天只需 0.2 毫克，兩者差距達 500 倍！也就是說，使用吸入型類固醇 500 天，才抵得上口服一個療程的劑量。此外，吸入型藥物只作用在呼吸道，大部分沒有吸收到身體裡，所以副作用幾乎是零。

吸三十秒，記得不可讓面罩鬆開孩子的臉以免漏氣。另外，吸完類固醇後要漱口，以避免產生鵝口瘡。預防性吸入型藥物切勿自行停藥，應該跟醫師討論後才能決定，三天捕魚兩天晒網，或是想到才用，這些都是不正確的做法。

總而言之，持之以恆的照顧，習慣成自然，不只過敏性氣管炎得到控制，其他各方面一定也會更健康。如果過程中不幸又再發作，以平常心看待，畢竟人生沒有完美的事。好好配合醫師的治療，孩子上了小學以後，發作頻率就會漸漸減少。這樣的過程雖然辛苦，對您、對孩子的將來還是會成為一個充滿祝福的過程。

想更深入認識過敏氣喘的照顧，請參閱《從現在開始，帶孩子遠離過敏》（親子天下）一書。

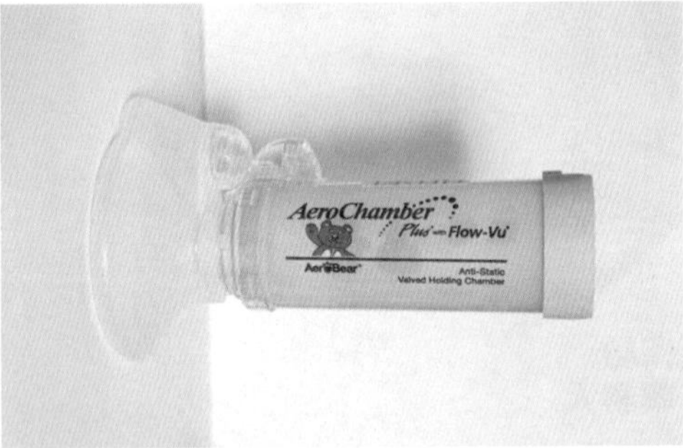

圖 5-1：吸藥輔助艙
使用吸藥輔助艙時，要深呼吸後憋氣 8 秒鐘，不會憋氣的幼童，則讓他自由呼吸 30 秒，記得不可讓面罩鬆開孩子的臉以免漏氣。

黃醫師聊聊天

我的童年常常在氣喘中度過，當時沒有很好的保養藥物，靠母親對我悉心的照顧，才有今天的我，至今仍銘感五內。相信將來您的孩子，也會這樣感激您的恩情。

2 過敏性鼻炎

氣管與鼻腔都是呼吸道的一部分，有過敏性的氣管炎（氣喘），就一定會有過敏性的鼻炎。以兒童而言，這兩種疾病常常同時存在，只是程度的差異。根據研究，有氣喘的病人八〇％會合併過敏性鼻炎，而有過敏性鼻炎的病人則有一〇％至四〇％合併有氣喘，可知這兩種疾病是「焦不離孟，孟不離焦」。

過敏性鼻炎的症狀包括：流鼻水、鼻子癢、鼻塞與打噴嚏。比如說，每天晚上睡覺都鼻塞睡不好、每天早上起來都會打好幾個噴嚏、整天揉鼻子，加上黑眼圈……這些都是常見過敏性鼻炎小朋友的症狀。

過敏性鼻炎根據疾病持續的時間，可分為「間歇性」或「持續性」。間歇性的定義是：症狀發生頻率小於一週四天，或者反覆發作不會連續超過四週；而持續性的定義是：每個禮拜四天以上都在鼻塞打噴嚏，或者症狀已經連續超過四週以上。然而，有些孩子雖然經常打噴嚏或鼻塞，但是不影響上學，不影響運動，不影響睡眠，也沒什麼不舒服，我們就歸類為「輕度過敏性鼻炎」。相反的，只要有影響到生活品質，不管頻率如何，我們都稱之為「中重度過敏性鼻炎」。

剛剛有提到氣喘與過敏性鼻炎的不可分離性，因此會引發氣喘的過敏原，也同樣會引起過敏性鼻炎！國際最具公信力的過敏性鼻炎診療指引（ＡＲＩＡ）中提到，引起過敏性鼻炎的物質包括：

1.戶外最重要的過敏原：花粉和黴菌。

2.家中最重要的過敏原：塵蟎、寵物的皮屑、昆蟲和黴菌。

3.空氣汙染、二手菸等。

4.食物引起的過敏性鼻炎則非常少見。

很多家長問我是否要抽血驗過敏原？我個人認為幫助不大。除非問診時覺得病史很特別，或者治療效果很差的病人，我才會幫孩子抽血驗過敏原；否則孩子挨一針很痛，卻也得不到什麼特別的答案（九九％都是塵蟎、黴菌、狗毛），徒然浪費金錢與時間。

要預防過敏性鼻炎，和預防氣喘的方法幾乎一模一樣。**然而因為過敏性鼻炎屬於吸入過敏原引起的疾病，因此環境控制顯得更為重要。**

在氣喘的環境控制裡我提到了八個應注意的事項，其中最有效的就是「用防蟎套將床墊、枕頭、棉被全部包起來」，再來就是「室內溼度控制」，最後就是「創造無菸環境」。至於其他的措施都有一些些幫助，但都不及這三項重要。

生活習慣方面，過敏性鼻炎的孩子也應該注意要作息正常、睡眠充足，避免讓孩子晚睡。有同樣毛病的家長應該很有經驗，只要熬夜趕工作，過敏性鼻炎很容易就會發作。之前我也有提到，飲食作息正常，可以減少感冒的機會，進而能減少發作的頻率。

清晨吸入冷空氣也會讓鼻黏膜突然充血。因此，若是在冬天起床時，能給孩子一個溫毛巾敷臉，讓他不會馬上接觸到乾冷的空氣，並且出門時暫時戴口罩，不要快速的吸入冷空氣，對鼻子也很有幫助。最後，適度的運動也同樣重要。

至於藥物控制的部分，有五個主要的類型：口服抗組織胺、抗組織胺鼻噴劑、去鼻充血劑、類固醇鼻噴劑和欣流。這五種藥物經過許多研究比較後發現：還是以**類固醇鼻噴劑**最有效。

1. 口服抗組織胺

抗組織胺是對付鼻子症狀最常被使用的藥物。抗組織胺有兩種：第一代的短效型抗組織胺，以及第二代的長效型抗組織胺。

第一代短效型抗組織胺（如希普利敏液），一天要吃三到四次，但是效果好，作用快，缺點就是會頭昏腦脹想睡覺，而且可能會影響腸胃功能。短期使用沒問題，長期使用可能會影響兒童的認知功能及學業表現。第二代長效型抗組織胺（如勝克敏液），一天只要吃一次或兩次，作用緩和，除了對打噴嚏沒有幫助，對於流鼻水、鼻子癢都有幫助，長期使用的話，相對上比第一代副作用少一些。

但是一般來說，口服抗組織胺長期服用，還是會產生耐受性，感覺越吃越沒效。

另外，不管是第一代或第二代抗組織胺，對於鼻塞都沒有效，除非與去鼻充血劑合併使用。

2. 抗組織胺鼻噴劑

和口服的效果幾乎雷同，作用比口服快，副作用比較少，缺點是味道很苦，小朋友通常不愛。

3. 去鼻充血劑

去鼻充血劑一般含有類麻黃素，可以讓鼻塞充血得到緩解。現在已經很少人單獨使用去鼻充血劑了，通常和抗組織胺做成「複方」藥物。然而，去鼻充血劑副作用很多，比如說心悸、手抖、坐立不安、失眠等，因此不建議使用在兩歲以下的幼童身上。

4. 類固醇鼻噴劑

類固醇鼻噴劑是治療過敏性鼻炎最有效的方法。在兒科，最常使用的兩種鼻噴劑是——內舒拿（Nasonex）及艾敏釋（Avamys）等，研究顯示，這些藥物都不會影響兒童的生長。長期使用類固醇鼻噴劑，對於打噴嚏、流鼻水、鼻塞、揉鼻子、黑眼圈等症狀皆有效果，是治療過敏性鼻炎的最佳選擇。臨床上碰到最大的阻力，是小朋友不喜歡噴劑的「感覺」，但反正習慣成自然。一般來說，類固醇鼻噴劑連續使用兩個月左右，鼻黏膜恢復穩定，就可以停藥，改成間歇性使用。

5. 欣流

欣流對於過敏性鼻炎的效果不算太好，但對鼻塞有一點點幫助，而且只針對六歲以上的兒童。

長期治療過敏性鼻炎，除了類固醇鼻噴劑，還有一個選項就是「減敏治療」。減敏治療的原理，就是把塵蟎抗原（或其他過敏原）反覆的用皮下注射、鼻腔給予，或者以舌下吞嚥的方式，讓身體越來越習慣暴露於這些過敏原，進而產生減敏的效果。

減敏治療對於過敏性鼻炎，經醫學證實是有效的。然而，不管是皮下減敏或者鼻腔／舌下減敏，治療時間都非常冗長（三年以上），並且有時候會突然引發過敏反應，因此仍應該保留到傳統的藥物治療皆無法有效控制病情之後，才選擇使用。另外，**五歲以下的小孩並不建議給予減敏治療。**

鼻沖洗液對過敏性鼻炎有「治標的效果」，可把鼻腔的髒東西清除一番。至於雷射手術，除非您經過傳統治療皆無效，或者鼻中隔有嚴重彎曲，長了贅瘤，或者嚴重感染等特殊狀況，才會以雷射手術或開刀處理。其他民俗療法，包括針灸等，都證實沒有效果。坊間流傳益生菌對過敏性鼻炎有幫助，和氣喘病一樣，其效用也並未經過醫學證實，我認為沒有幫助。如果家庭經濟許可，吃一個月看看，沒有效果就放棄吧！

想更深入認識過敏性鼻炎的照顧，請參閱《從現在開始，帶孩子遠離過敏》（親子天下）一書。

3 異位性皮膚炎

三大過敏症最後一症，就是異位性皮膚炎了。但是異位性皮膚炎變化多端，非常複雜，絕非三言兩語可以解釋清楚。我接下來盡量說明，讓家長對這個疾病有初步的了解。

異位性皮膚炎是什麼？

1.在孩子的手上臉上有紅色癢癢的疹子。

2.小嬰兒的異位性皮膚炎與大人的異位性皮膚炎好發的位置不同：小嬰兒的疹子常長在臉上、手肘外側與膝蓋；成人則是在手肘內側、膝蓋內側、後頸部、腳踝。可以參見〈圖5-2〉。

3.如果抓破皮，有時候會分泌一些液體，而且整片皮膚都會變得紅紅的。

4.平常的時候皮膚永遠很乾燥。

5.跟所有的過敏體質一樣，異位性皮膚炎也跟遺傳有關係，然而並不是絕對。家人若有氣喘過、敏性鼻炎，或同樣有異位性皮膚炎，都可能讓孩子更容易有這種體質。

6.異位性皮膚炎也與皮膚的免疫系統有關：有金黃葡萄球菌等細菌寄生在皮膚導致。

異位性皮膚炎發作的原因

1. 皮膚接觸到刺激性的物質，比如說某種沐浴乳、衣服的螢光劑、洗衣精等。
2. 吃到某些食物引發。
3. 乾冷的空氣，尤其是冬天。
4. 皮膚表皮有細菌入侵。

如何照顧異位性皮膚炎的孩子

照顧異位性皮膚炎有四大法寶：保溼、避免過敏原、止癢、抗發炎藥膏。

保溼（保養）

1. 洗澡時水溫不可太高，控制

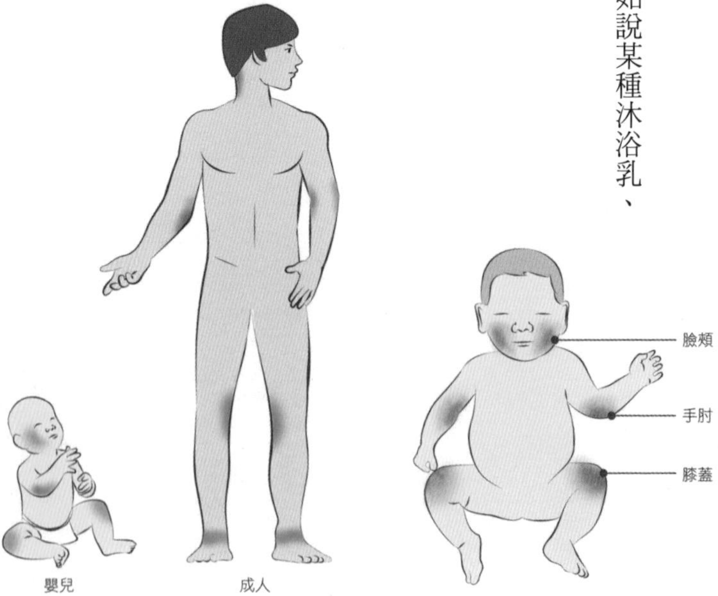

圖 5-2：異位性皮膚炎好發的位置

在攝氏三十二度以下。

2.洗澡不要用肥皂、沐浴乳，用清水清洗就可以了，也不要用力搓，會把身體保溼的表皮都搓掉了。

3.如果較大的孩子玩得全身髒兮兮，可以用沐浴乳重點洗腋下、胯下和腳，其他地方用清水即可。

4.隨時隨地給孩子擦保溼乳液，尤其是洗完澡後。您擦的乳液越油，就越保溼；擦的乳液越清爽，就越不保溼，家長可隨著孩子皮膚乾燥度做調整。

5.三個名詞：膏（ointment）、霜（cream）、乳液（lotion），越後者越不油。「霜」在白天使用比較不會黏黏的，「膏」用在晚上，加強保溼效果。

6.如果您的孩子正在急性發作，已經在擦類固醇藥膏的話，要先擦類固醇，再擦保溼乳液。

7.夏天保溼次數較少，冬天則應更多次。只要肌膚摸起來乾燥，就要補上保溼乳液。好的保溼可以減少約五〇%的類固醇使用，努力加油！

8.已經在上學的孩子，要讓他隨身帶無香料的保溼劑，或者放在學校、安親班，讓他隨時可以保溼。一整罐二百毫升左右的乳液，應該在一個月內就使用完畢，否則就表示擦得不夠勤快。

9.保溼乳液用哪一牌這個問題我不做建議，市面上有名有姓的牌子，標榜過敏專用的，應該都可以。選用無香料的產品，還有網路上搜尋其他家長的使用經驗，不要看到什麼貴就買什麼，不見得好。凡士林是最油最膩的物質，卻可能把孩子的毛細孔堵住，注意塗抹後，再用乾的毛巾擦一遍，留薄薄一層在肌膚上就可以了。和凡士林一樣，Epaderm（益皮特）也是油膩保溼的好選擇之一。

避免過敏原（保養）

1.沐浴乳本身可能就是孩子的過敏原，即便是「過敏兒專用」的沐浴乳也是一樣！任何物質都有可能是致敏物，只能說過敏兒專用的沐浴乳「也許」比較不會造成過敏。

2.要穿棉質的衣服，而不要穿毛衣、尼龍製品，或其他會刮皮膚質料的衣物。

3.除了衣服和沐浴乳，也要避免其他任何可能會致敏的環境或物質：太熱、太冷、太乾、化學物質、洗潔精、衣服的螢光劑等。**新買的衣服要先洗過一次才可以穿。游完泳要泡個澡，把身上的消毒氯劑洗掉。**

4.如果您懷疑孩子吃了某種食物使異位性皮膚炎更加惡化，可以暫停兩週完全不碰那樣食物。兩週過後，再給孩子吃一次；若皮膚病變在二十四小時內又再度發作，表示您的孩子真的對此食物過敏，不能再吃了。不要輕忽這個最簡單的評估方式，它比任何抽血檢查都敏銳！

5.**奶製品常常是過敏的元凶**，卻時常被人們忽略，不要猶豫，馬上停止喝牛奶試看看吧！沒有什麼奶製品中的營養是不能被取代的。羊奶和牛奶是一樣的，它並沒有預防過敏的效果。如果仍未完全離乳的小孩，豆奶（soy milk）或全水解的奶粉，可以是取代一般奶粉的選項。

6.避免塵蟎與黴菌。方法如氣喘與過敏性鼻炎的照護一樣。

止癢（治療）

1.用類固醇藥膏可以改善皮膚搔癢。

2.冰敷也是轉移注意力止癢的方法。

3.口服抗組織胺在急性期也可以幫助小孩止癢；但若長期使用抗組織胺，效果會變得越來越差。

4.睡前服用三毫克的褪黑激素（melatonin），可以讓晚上搔癢頻率降低。

抗發炎藥膏（治療）

1.類固醇（最常見）

（1）類固醇藥膏是最主要的抗發炎藥膏，請遵照醫囑適當使用，不需要排斥它。

（2）剛泡完澡之後，角質軟化，此時馬上擦藥比較有效。

（3）類固醇藥膏有輕有重，請配合醫師指示使用適合您孩子強度的類固醇。

（4）將來只要您看到孩子身上有開始搔癢的部位，就要開始用藥，不要等到抓爛了才開始使用，為時已晚。

（5）反覆發作的嚴重部位，類固醇擦到好之後，不要馬上停藥，維持一週擦兩次的頻率，持續四個月，直到皮膚摸起來不再粗糙，可以有效減少復發機率。

（6）類固醇藥膏有副作用，大家都知道。但是九〇％的病人可以從此藥得到好處，卻只有〇．〇〇五％的人產生全身性的副作用。當然，濫用類固醇藥膏依然不是個好主意，還是必須搭配保溼等基本照護，才能避免濫用。

2.第二線藥膏有 Calcinurin Inhibitors（一種免疫抑制劑，如普特皮、醫立妥軟膏）

（1）如果使用六週仍然沒效，表示這個藥對您的孩子沒用，可以放棄了。

（2）使用這種藥膏的孩子要避免日晒。

（3）並不是非類固醇就是好藥，這種免疫抑制劑藥依然有一些副作用，包括灼熱感、癢、局部發炎等，但不見得每個人都會發生。

3. **抗生素藥膏**

若有急性嚴重發作，看起來有金黃色皮屑，可能是合併局部的細菌感染，需要抗生素藥膏，幫助清除發作部位的金黃色葡萄球菌，嚴重時甚至需要口服抗生素。

其他有關異位性皮膚炎的照顧

1.與醫師配合詳細的問診，試著抓出可能的誘發因素，比如說刺激物（如肥皂、洗潔精）、皮膚感染、接觸的過敏原（如手錶）、食物、吸入的物質等，才是治療異位性皮膚炎的不二法門。

2.多吃蔬果，拒絕零食、飲料、油炸，與各種加工食品！

3.嬰兒時期餵全母乳，可以預防異位性皮膚炎，但前提是母親要吃天然的飲食。

4.吃母乳的孩子若突然產生皮膚炎，過敏原可能來自母乳，此時媽媽的飲食要經過檢視並調整，以找出致敏的食物（通常是海鮮、乳製品、零食等）。

5.六個月以下吃配方奶的嬰兒，如果有異位性皮膚炎，並且保溼與輕微類固醇控制不佳，可以考慮使用高度水解奶粉六到八週。

6.確定因牛奶蛋白過敏的孩子，給羊奶，或部分水解蛋白奶粉，效果都不好。可以改成喝豆奶，或高度水解奶粉。

7.大部分的異位性皮膚炎小孩並不需要抽血驗過敏原，尤其是輕度疾病的孩子。

8.益生菌是否有效還需要時間證明，但至少比呼吸道過敏的效果樂觀。我的建議是，吃了有改善就繼續吃，若是沒效就停用吧！

其他照顧異位性皮膚炎孩童的細節，可以參考我的過敏衛教書《從現在開始，帶孩子遠離過敏》（親子天下），會更詳細的說明過敏疾病的治療、照顧與預防方法。

4 預防過敏性疾病

說到「預防」二字，坊間有很多偏方號稱能「預防過敏」，甚至「治療過敏」，儘管說得天花亂墜，療效多麼的顯著，大家還是要忍住，先好好想一想。

首先，我在這章節的一開始就列出多種引起過敏的原因，其中一再強調的，就是「空氣汙染」。除非您給孩子戴上防毒面具，否則不論您給孩子吃什麼「預防過敏」的保健食品，都躲不掉充斥在空氣中的灰塵，不是嗎？所以啊，不要聽信任何可以百分之百預防或治療過敏的方法，這是不可能達成的任務。

再來，很多方法的確在「實驗室」裡成功的讓免疫細胞降低活性，然後這些商品就透過「營養食品」的途徑上市了。可是，我們的身體跟培養皿一樣嗎？差多了吧！在培養皿裡面的實驗成果，若是經過人體試驗，九〇％都會被淘汰掉，主要是因為人體的構造太複雜，太多干擾的因素，導致這些「營養食品」在體內要不是被代謝掉失去作用，再不然就是劑量不足，所以沒有辦法得到很好的效果。試想，如果某種物質真的那麼神奇，為什麼不走「藥品審查」的路線，而走「營養食品」的路線呢？此理論不辯則明。

最後，有些療法，比如說益生菌，曾經有漂亮的臨床試驗結果證明有幫助，但是之後其他的研究者卻無法得到相同的結果，這種食品，我們叫做「報喜不報憂」。他們只拿最漂亮的那一篇研究給你看，卻把其他做不出來的負面報告都藏起來，不讓你知道，這樣也不是很科學。

給各位心理打了預防針之後，我再介紹一些可能可以預防孩子過敏的方法。預防過敏，可以於懷孕的第二孕期，一直到新生兒出生後的六到九個月內，給予一些幫忙，進而減少過敏兒的產生。

1.懷孕期間一直到新生兒時期，減少居家環境空氣汙染物。我建議家裡所有的人都戒菸、減少長時間燒香、減少油煙暴露，或者暫時搬離都市也是一個方法。空氣清淨機（如：Honeywell）多少也有一些幫助。

2.懷孕期間的飲食要特別注意，只能吃天然的食物，避免零食、飲料、路邊攤、有香精的麵包、營養品等，以免吃到各種塑化劑、香精、人工添加物，這些都是誘發未來寶寶過敏的元凶。

3.餵食母乳或低過敏配方奶（水解蛋白配方奶粉）至少六個月。餵食母乳時，母親應少吃其家族中「已經」有人會過敏的食物，當然零食、飲料、速食更不可以吃。

4.益生菌（probiotics）：益生菌與過敏的關聯曾經紅極一時，但是因為世界各地的研究都不一致，目前醫界傾向結論不明。另外要注意的是，並非所有菌種都有相同的特徵及效果。之前最有名的一項研究是，產婦產前六週開始服用某種乳酸菌，可以減少嬰兒溼疹的機率，但不能預防氣喘，也不能預防過敏性鼻炎，給各位做個參考。

5.魚油：建議媽媽懷孕時在飲食中，可直接吃天然的中小型魚，補充ω-3多元不飽和脂肪酸。若要補充魚油膠囊，來源最好取自小型深海魚類，以減少因攝食大型深海魚類所造成的人體內汞含量偏高危機。

6.不可延遲至六至九個月以上再添加副食品：絕對不要因為害怕寶寶過敏而延後他吃副食品的年齡。許多研究都顯示，**太晚吃副食品的孩子，反而會增加過敏與氣喘的機率。嬰兒九個月前，是免疫訓練的黃金時期**，錯過了這段時間，身體就比較容易對食物有過敏反應。根據《自然》雜誌的一篇研究顯示，母乳之所以可以預防過敏，也是因為它能「少量而多樣化」的刺激嬰兒免疫系統，進而讓嬰兒對可能過敏的蛋白引發耐受性。

臨床上，我見過非常多的家長因為太晚添加副食品，添加時又太過謹慎，反而導致幼兒太晚離乳，營養不良，到最後還是會過敏。我認為，母乳不要太早停，但是副食品可以早點開始（四到六個月），少量而多樣化的攝取，這樣不但營養充足，一歲時也可以順利離乳，也不會增加過敏的機率（甚至減少），應該是比較好的做法。

由於母乳內含有多量的 ω-3 多元不飽和脂肪酸（魚油的成分），母乳也可以讓新生兒腸道內產生大量的益生菌，再加上給予寶寶「少量而多樣化」的蛋白刺激，所以「餵食母乳」絕對是預防新生兒產生過敏病症的最佳選擇。低過敏水解蛋白配方奶粉則是次好的選擇，其功能只是減少致敏牛奶蛋白的暴露而已。至於其他如蜂膠、酵素、藻精，或是成分不明的中藥，應該是沒有幫助，就不用浪費錢了。

想知道更多預防過敏的細節，可以參考我的過敏衛教書《從現在開始，帶孩子遠離過敏》（親子天下），內容會更詳細的說明過敏疾病的治療、照顧與預防方法。

第六章

黃醫師的貼心叮嚀

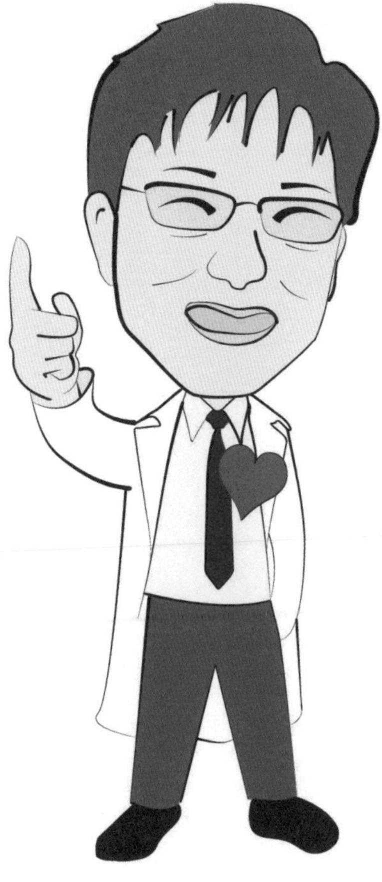

1 預防嬰幼兒事故傷害

在臺灣地區，事故傷害是兒童（十四歲以下）十大死因的榜首。一個孩子千辛萬苦的懷胎十月，哺餵長大，若因為事故傷害而受傷甚至死亡，是多麼令人悲傷與不捨的事！因此我們更應該對預防嬰幼兒事故傷害有深入的認知。

以前我們常常以「兒童意外事件」來稱呼因為外來傷害造成兒童受創的事件，然而，這是一個錯誤的命名。「意外」，意思是意料之外，是沒辦法預防的，老天爺注定發生的，但事實常常不是如此。現在我們稱這類事件為「兒童事故傷害」，意思是說，**在大部分（七〇％）的狀況下，災難都是可以預防的**，只要花一點心思，做好準備，孩子就能在安全的環境長大。

嬰幼兒事故傷害的發生，最主要的原因是父母親不知道孩子的發展程度。孩子本能的學習，本能的踢腿，本能的翻身，常常出乎家長意料。每個新的發展里程碑總有第一次：第一次翻身，第一次用手抓東西，第一次扶著牆壁站起來等。而這些第一次的動作，如果事先沒有安全的防護，下一步可能就是跌落、燙傷、摔倒等傷害的發生。

美國兒科醫學會有一個附屬的網站，叫做「The Injury Prevention Program」，內容鉅細靡遺的將不同年齡層的孩子會遇到什麼樣的事故傷害、預防的方法，都詳述在其中。我將裡面很重要的幾點整理如下：

1. 居家防護

（1）**嬰兒床欄永遠要拉起來**。不要以為寶寶還不會翻身就很安全，凡事總有第一次。養成床欄拉起的習慣，即便只是離開一分鐘，也要有好的習慣。

（2）嬰幼兒身邊不可以有**塑膠袋**或是**氣球**等物品。這些塑膠製品很有可能會讓您的孩子窒息。

（3）**不可以讓孩子趴睡**，床墊不可太軟，也不可將孩子放在水床或懶人椅上。這些危險動作都是造成嬰兒窒息的殺手。

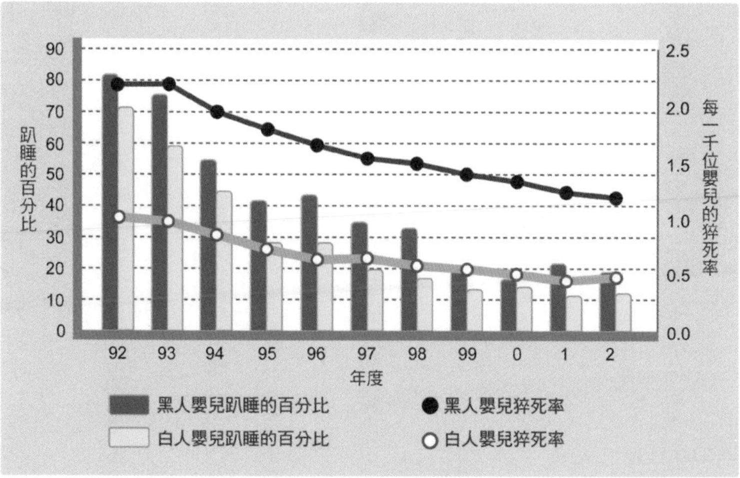

圖 6-1：研究顯示，仰睡能大幅降低寶寶的猝死機率

（4）不要在嬰幼兒身上掛項鍊，或者以頸圈的方式將奶嘴掛在嬰兒身上。這些細繩或者鍊子，若是不巧鉤到固定的物品，很有可能會勒住脖子而導致死亡。

（5）**絕對不要讓您的孩子身邊有直徑三公分以下的小物品。**硬的食物也盡量不要切成太小塊的丁，要打爛成泥，或削成片狀才安全。

（6）窗戶旁邊絕不可放高位的沙發、嬰兒床、桌椅等，讓嬰兒有機會爬過窗戶，造成墜樓的危險。二樓以上的窗戶都應加裝鐵窗，防墜窗，或者兒童防墜鎖，間隙必須小於十公分。

（7）**禁止用學步車（螃蟹車）**。學步車的危險是會跌倒，還有不正確的攀爬也可能造成危險。

（8）硬的家具與桌角皆應用軟海綿貼起來，或者移除這類的家具。

（9）瓦斯爐與瓦斯熱水器每年要檢測，預防漏氣造成一氧化碳中毒。

（10）家中有尖銳物品都應該收在抽屜鎖起來。

（11）家中若有樓中樓或透天厝的樓梯，都應該設置防護門，避免幼兒滾落。

（12）若有常拜訪的親戚或保母的家，也要主動觀察，注意上述事項都有符合安全標準，否則寧可拒絕造訪。

**黃醫師
聊聊天**

我要花一點篇幅來探討趴睡這件事。最近網路上還有人不明究理，在鼓勵趴睡，這件事令人十分擔憂。事實上，趴睡是西方的傳統，而東方嬰兒本來都是以仰睡為主。當 1992 年，美國兒科醫學會強力推行嬰兒仰睡運動時，許多美國老一輩的醫師都反對這項改變，認為這違反了嬰兒的天性。但他們不知道，當時的東方國家，仰睡才是嬰兒主流的睡姿。事實證明，從 1992 年推行仰睡運動之後，美國嬰兒猝死的數字從每年約 5000 人急速下降為每年 3000 人，下降幅度高達 40%。同樣的結果在紐西蘭、澳洲、英國等地，也都被證實，如 287 頁〈圖 6-1〉。

嬰兒趴睡或仰睡，其實是習慣動作。有些寶寶喜歡仰睡，有些寶寶喜歡趴睡，有些根本沒差。折衷的方法是，如果您的寶寶是喜歡趴睡的，那麼等他睡著以後，再將他翻過來。或者可以使用嬰兒包巾捆住他，讓嬰兒更有安全感，也讓您幫他翻身時比較容易。

寶寶的安全應該放在一切其他顧慮之前，而不是擔心頭型好不好看等旁枝末節。仰睡其實也可以幫寶寶的頭左右輪流擺放，就不會讓後腦杓越來越扁（可參照第2章57頁）。另外，純趴睡的孩子將來牙床也會比較窄，比較容易造成未來齒列不整。

此外，目前並沒有任何研究證實，嬰兒監視器可以減少嬰兒猝死的機率。

2. 預防燒燙傷

（1）家中成員皆避免抽菸。抽菸壞處多，對嬰幼兒尤其不好，除了可能會有火災、燒傷危機，也會增加嬰兒猝死的機率。

（2）火柴與打火機都應該鎖在抽屜裡。

（3）每一個家庭都應該備有滅火器，與煙霧警報器。

（4）**當您抱著小孩時，另一隻手不可以拿熱咖啡、熱茶、熱湯等。**小孩無預警的踢腿或翻身就會讓他燙傷！

（5）所有會發熱的東西都不可以讓孩子接觸到，比如說暖氣、熱水爐、瓦斯爐等。可以用實際的東西阻擋，或擺設在孩子觸碰不到之處，或者適度責罰之（我不反對在這種重要保命的教育時給予幼童警示性的體罰）。

（6）家中若有熱鍋熱爐上桌，請將把手轉向面對牆壁。不要讓孩子有機會從桌子的側面碰觸到把手，或者拉扯桌巾，可能因此而將整鍋東西拉下桌子翻倒。電磁爐或電鍋端上桌，記得拔掉並收拾電線與延長線。

（7）洗澡水的溫度不可太高。注意：**接觸攝氏六十度以上的水溫六分鐘以上，就可**

能讓孩子有三度灼傷。若熱水爐可以設定上限溫度，最好設定在五十度以下，以策安全。放洗澡水的時候，應該先放冷水，再放熱水，洗澡水溫三十四度以下對皮膚最不傷。

3. 溺水預防

絕對、絕對不要單獨讓孩子在浴缸、水桶、馬桶、泳池、漁塭、釣蝦場等場所旁邊玩耍。請注意：**僅僅五公分高的水位，就有可能會讓幼兒溺水。**

4. 汽車安全

（1）上車一定要使用汽車安全座椅。

（2）絕對不要讓孩子單獨留在車上。

5. 單車安全

一歲以下的孩子不可以坐單車的兒童座椅。他們的頸部發育還未健全，快速甩動可能會傷及頭部。

6. 誤食藥物

（1）所有的藥物、清潔用品（如穩潔、威猛先生等）、維他命等，都應該鎖在高位的櫃子不讓孩子吃到。

（2）不要用飲料罐裝非飲料的物質。

（3）將過期的藥物清理掉。

（4）藥罐最好要有兒童安全閥。

（5）如果不幸誤食了藥物，就醫時請將藥罐帶至醫院，醫師才知道孩子吃了什麼藥。或者可撥打榮總毒藥物防治諮詢中心詢問（電話：〇二—二八七一—七一二一、〇二—二八七五—七五二五）。

7. 觸電預防

（1）在浴室裡不要讓孩子碰觸到有插電的東西，比如說吹風機。

（2）所有的電線如果有橡皮剝落，趕快換新的。小孩有時候會去咬，造成口腔電灼傷。如果做得到，將固定使用的電線包埋起來。

8.玩具安全

務必購買符合CNS玩具安全國家標準規定的玩具，尤其是家有三歲以下幼童，寧可不玩，也不要隨便購買來路不明的玩具。三歲以下的兒童玩具，若帶有CNS標章，或者ST安全玩具標章，表示玩具經過重金屬、塑化劑等篩檢，而且即便玩具摔落地面，也不會掉出三公分以下的小碎片，避免嬰兒誤食或窒息。

如果上述每一項您都有做到，那麼恭喜您！在您周詳的照顧下，孩子將可以在一個安全的環境快樂長大！

2 小兒汽車安全座椅

在美國，每年有七百位五歲以下的小孩因為車禍死亡，六萬名兒童因車禍而受傷。這恐怖的數字可以因為使用汽車安全座椅而減低八〇%的死亡率。

很多家長以為，坐車時只要把小孩抱緊就可以，反正只是幾分鐘車程，不過是出去買個東西罷了。您錯了！車速只要區區五十公里，發生車禍時就可能讓孩子的頭撞上儀表板、擋風玻璃，造成頭骨受傷，甚至飛出窗外。使用汽車安全座椅，也可以減少孩子暈車的感覺，減少哭鬧，避免影響駕駛情緒。

目前市面上有三種汽車安全座椅：

1.平躺式嬰兒安全座椅：這種適用於九公斤以下的寶寶。

2.雙向幼兒安全座椅：可以調整為面向後或面向前的安全座椅。

3.成長型（或稱為「成長輔助型」）兒童安全座椅：面向前的安全座椅，並使用汽車本身的安全帶。

選擇的方式如下：

1.您的孩子九公斤以下：使用平躺式嬰兒安全座椅。

2.您的孩子九公斤以上，一歲以下：使用雙向幼兒安全座椅，並調整為面朝後。

3.您的孩子九到十八公斤，一歲以上：使用雙向幼兒安全座椅，維持朝後至少到兩歲，兩歲後能持續朝後則更安全。

4.您的孩子十八公斤以上，或一百公分以上：使用成長型兒童安全座椅。這種椅子可以讓您的孩子使用汽車本身的安全帶，但彌補他身高不足的缺點。

5.您的孩子二十七公斤以上：若孩子可以正確的把肩安全帶適當的跨過肩膀（通常身

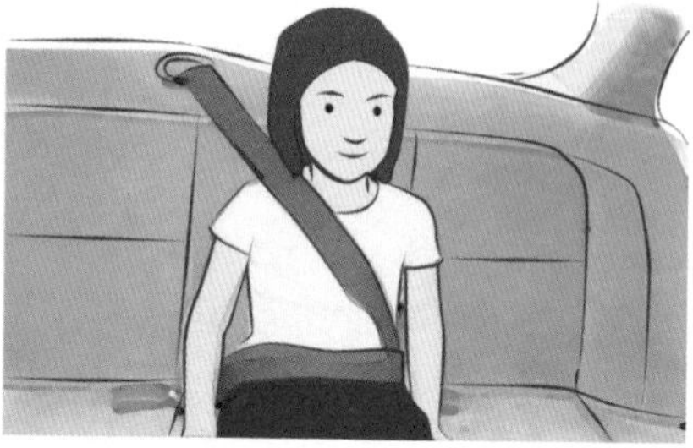

圖 6-2：正確的坐姿

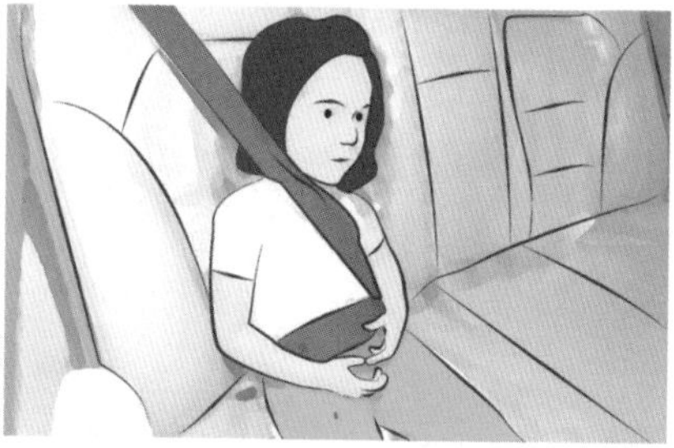

圖 6-3：不正確坐姿之一
肩帶繞在脖子上，表示您的孩子還需要安全座椅。

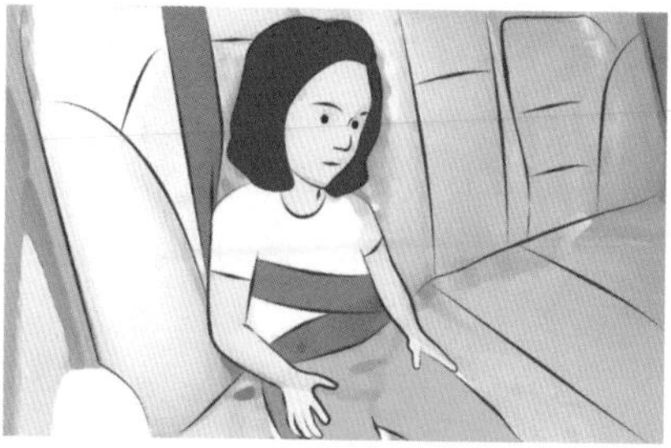

圖 6-4：不正確坐姿之二
肩帶在兩側腋下，或者根本放在背後。

高要一百三十五公分以上，美國則建議一百四十五公分以上），大腿安全帶適當的橫跨大腿，則可以不再需要汽車安全座椅，直接使用汽車安全帶。（見〈圖6-2—6-4〉）

6.十二歲以下都不可坐前座。

放置安全座椅時，必須將椅子放在汽車的後座而不是前座，比較安全。尤其當您的前座有安全氣囊時，孩子會因彈出的氣囊窒息而死。

很多家長面臨的問題是：孩子根本不願意乖乖坐在椅子上，或者配合您的指示，怎麼辦呢？這裡有幾個建議：

1.以身作則。您若是沒有繫安全帶的習慣，您的孩子便有樣學樣。

2.當孩子配合安全座椅時，給他稱讚。

3.給孩子一些玩具，以免他無聊就開始「鬧脾氣」。

4.若孩子掙脫椅子，或者大吵大鬧，先將車子停下來，表示沒有乖乖聽話車子就不會啟動。切勿邊開車邊暴怒，或者任憑其不守規矩脫逃。

5.買好一點的安全座椅，讓孩子舒服一點。

6.長途旅行時，偶爾要讓孩子下車休息、奔跑，吃點心。

3 小小孩看3C電子產品，害處多

近年，美國兒科醫學界持續呼籲成人不要讓未滿兩歲的孩子看3C電子產品，但似乎只在父母心中起了小小漣漪，現在仍然有近九〇%的美國小孩兩歲之前每天看電視一到二小時，臺灣的現象也差不多。近日澳洲政府釋出將制訂法律限制兩歲以下孩子看電視的訊息，雖然尚未定案，各方阻力也是重重，但我仍然十分敬佩澳洲政府對國家幼苗的重視。

二〇〇九年澳洲政府委託墨爾本皇家兒童醫院製作的《活力成長》（*Get Up and Grow*）手冊，是一本鉅細靡遺的育兒指引，其中有關看3C電子產品的問題，只是諸多內容當中的一小部分。手冊中提出禁止幼兒看3C電子產品的原因，包括可能減少他們從事遊戲、社交接觸與發展語言能力的機會，而且視線定焦於平面螢幕，會影響幼兒的視力發展，專注力也會減退。

在先進國家，看電視成了孩子除睡覺外花最多時間的活動。美國兒科醫學會早已建議兩歲以下孩子不要看3C電子產品，兩歲以上學齡前孩子，每天不得超過一小時，且只看優質兒童節目，並且要家長陪同。不同的是，澳洲政府因使用「禁止」的字眼，引起較多關注。

為何專家學者苦口婆心勸導父母別讓小小孩看3C電子產品，卻起不了作用？實在是現代父母太過忙碌，為了得到喘息的時間，只好將孩子交給3C保母。也有些父母抱怨，空氣汙染嚴重、社會事件頻仍，家長還能帶孩子去哪裡？藉此合理化幼童看3C的行為。更有父母認為自己也是看電視長大的，也沒有變笨。父母的這些想法，反映了現代社會的問題，照顧者的無能為力，雖然情有可原，但以看3C電子產品來解決問題，只會造成惡性循環。

到底看3C電子產品對幼兒的影響是什麼？我們可以從三個面向分析：

3C電子產品影像本身的影響

1. **聲光刺激：**電視螢幕的閃爍光影、變換畫面、快速剪接等聲光效果，對幼兒正在發育的大腦不利。

2. **影響視力發育：**嬰幼兒時期視力還未發育良好，他們需要東看西看，獲得全視野的發展，而看電視會讓幼童的視線集中在一個框框內，會影響視力的正常發育。

節目內容的影響

1.**語言發展遲緩：**有些父母認為孩子可以跟著電視學語言，但研究已經證明，孩子從生活環境裡學語言會更快。電視或平板提供的是單向的語言，孩子只有聽，沒有真人之間的對談與互動，反而可能造成語言發展遲緩。

2.**無法專注：**當孩子適應了電視的過度刺激，現實生活中的刺激就顯得平淡，也就引不起他的興趣和投入。根據研究，三歲以下的孩子電視看得越多，到七歲時，出現注意力不集中、焦躁不安、衝動的機率越大，值得注意的是，即使孩子在其他房間遊戲，電視的背景聲音也會影響孩子遊戲的專注力，增加衝動行為的機率。

3.**認知或閱讀障礙：**雖然有實驗證明《芝麻街》（Sesame Street）之類的兒童節目對三歲以上的孩子是有幫助的，但對於三歲以下的孩子效果卻恰恰相反。**研究顯示，三歲以下的孩子每天看電視的時間越長，他們的閱讀能力和理解力也越差。**看到一串數字，能夠記住的長度也不如同齡孩子，這些能力的下降都會影響日後的學習和成就。

4.**價值觀扭曲：**卡通中的暴力行為，可能會讓孩子模仿；充滿商業行為的廣告，也會誘惑孩子消費，扭曲孩子的價值觀。

3C電子產品間接造成的影響

1. **親子關係疏離**：幼兒花費過多時間看3C會大幅減少與家人的言語互動。研究顯示，打開電視會讓家庭減少八〇%以上的語言溝通。雖然有些父母會陪孩子一起看電視，但此時的父母多數是為了休息，而很少和孩子互動、學習，處於「人在心不在」的狀態，不但無法增進孩子的身心成長，反而錯過孩子重要的發展階段，虛擲寶貴的親子時光。

2. **運動不足**：全世界的肥胖兒都在增加，電視與垃圾食物難辭其咎。長期看3C的孩子運動不足，容易肥胖，也容易懶散、被動。研究證明，肥胖兒中除了一〇%是疾病引起，一〇%是家庭遺傳，剩下的八〇%皆屬單純性肥胖，其中一個共同特點就是愛看3C，常常坐著不動。

3. **剝奪其他活動的時間**：嬰幼兒階段是腦功能發育階段，需要均衡的腦部刺激，才能衍生更多的腦神經迴路與連結，如果長時間看3C，相對的就減少了玩沙、溜滑梯、扮家家酒、玩黏土、畫圖等活動的時間，而這些活動對孩子的全面性發展很重要。

有些父母會想提供教學光碟讓孩子觀看，是誤以為這些影片對孩子的大腦發展有益。然而根據研究，**兩歲以下的孩子，不論觀看哪種教學光碟，皆無法使孩子更聰明**，反而增加上述所提及的不良影響。多數研究還是建議，幼兒三歲以上才可以看3C電子產品，傷害較小，但仍需注意每天應以一小時為限，而且家長要陪同。直到上了小學之後，美國兒科醫學會才不再設3C的時間上限，而是改用時間規劃的模式，讓孩子自主調整3C的使用時間。

4 尿床

五月二十四日是個特別的日子，叫做「世界尿床日」。這個日子是由國際兒童尿控協會（International Children's Continence Society, ICCS）以及歐洲兒科泌尿科學會（European Society for Paediatric Urology, ESPU）於二〇一六年開始所共同推廣的活動。聽起來這個日子有點搞笑，尿床日？這不是每個孩子都曾發生過的經驗嗎？有什麼好大驚小怪的呢？

事實上，正在閱讀此文章的家長，一定有人家中孩子已經上了小學，卻還時常尿床的。尿床並不是學齡前兒童才有的毛病，三歲時有四〇％的孩子會尿床，六歲時仍有一〇％，而十二歲已經要上國中了，還有三％的少年，偶而還是會尿床呢！所以說，其實很多家庭有這樣的小困擾，只是沒有大肆宣揚而已。

尿床不是訓練就有成效

我必須承認，在我自己過去的觀念中，也認為尿床問題只要「多加訓練」就可以達標，直到我們診來了一位已經十六歲但仍在尿床的大女孩。十六歲了，想想看，不論你曾經聽說過、閱讀過、或嘗試過什麼訓練方法，她媽媽一定都使用過，卻沒有一種是有效的。什麼睡前不喝水啦、白天灌水訓練膀胱啦、冥想練習啦、半夜調鬧鐘啦、打啊、罵啊，統統都用上一輪又一輪。這位大女孩靜靜的坐在看診椅上，聽母親細數這麼多年來的無奈，她的頭越來越低，一句話都不吭聲。

尿床如果光靠訓練就能控制，今天這個女孩就不會如此辛酸了。事實上，尿床的原因大致分為兩大因素：一、半夜腎臟製造尿液太多；二、大腦喚醒中樞尚未成熟。

人類的腦下垂體，會分泌一種物質，叫做抗利尿激素。抗利尿激素，顧名思義，就是可以讓腎臟「對抗」利尿，減少尿液的製造。成熟大人的夜間抗利尿激素會提高分泌量，所以半夜的尿量就會減少，讓我們一夜好眠。但是兒童因為大腦尚未發育成熟，因此半夜分泌的尿量並沒有減少，膀胱不夠裝，再加上喚醒中樞失能的情形下，自然而然就會尿床了。

尿床孩子睡眠品質不佳

雖然的確是在「睡太熟」的情形下無法爬起來尿尿，但其實尿床的孩子的睡眠品質並不好。想想看，如果媽媽每天嘮叨，灌輸孩子尿床是「羞羞臉」，千叮嚀萬叮嚀半夜要記得起來尿尿，其實會造成孩子害怕入睡，增加心理壓力。根據睡眠監測研究發現，這些尿床孩子半夜一直睡睡醒醒，一直想說「我要起來尿尿」，卻令人啼笑皆非的是，醒的時候沒尿，睡的時候卻嘩啦尿了一床單。

有些人會以為尿床跟白天的心理壓力有關，其實也沒有。白天頻尿可能是跟壓力相關，但是夜尿則否，單純就是大腦還沒成熟，時間未到而已。大腦成熟每個人有快有慢，你知道嗎？其實有七成的尿床兒童，可以追溯到父親或母親小時候，也是大腦慢熟的尿床一族，搞半天根本是遺傳問題。

父母不要大驚小怪，六歲以上可以適度用藥

從上述的介紹，大家現在應該了解，父母千萬不要再為了孩子尿床的事件，搞得全家烏煙瘴氣。尿床雖然與白天的心理壓力無關，但是當睡眠品質不佳，加上被父母罵到自信心低落，也是會導致白天情緒障礙的。另外，最大的問題還有來自同儕壓力，尤其當同學相約參加四天三夜的夏令營，或畢業旅行的時候，孩子卻因為尿床問題而不敢參加，這是多麼令人難堪的經驗。

因此，面對尿床的孩子，原則上我們不需要急著戒晚上的尿布，可以先從提醒與獎勵，來測試孩子的大腦是否成熟了：

1. 每天在孩子就寢前，提醒孩子半夜如果想尿尿，要爬起來去廁所。（不要小看這個

看似無用的貼心小叮嚀，它可是除了吃藥以外最有效的方法。）

2.把廁所的燈打開。如果廁所離孩子很遠，可以放個夜壺在孩子房間，並且開個小燈。

3.盡量睡前兩小時不喝水，然後睡前尿尿把膀胱清空。

4.告訴孩子如果半夜有去廁所尿尿，早上起床尿布還是乾的，就可以得到小貼紙一張。

5.達到「連續」七個早晨尿布都是乾的，表示孩子的大腦應該已經成熟，可以不穿尿布睡覺了。事先預告連續七日成功的超級大禮物，比如說出國玩之類的（哈哈玩太大了嗎？），讓孩子有個強烈的動機，期待自己長大的一天。

6.一旦連續七天都成功，大獎也已經兌換完畢，尿布就別再穿回去了。如果偶而失誤，可以跟孩子一起清理保潔墊和床單，不要羞辱性的漫罵。

7.家人的壓力排山倒海？或想跟朋友外出過夜？六歲以上孩子可選擇睡前吃顆「抗利尿激素」藥物了，晚上就不會尿床了。不過吃藥之前，要先請兒童腎臟科醫師詳細評估，確定沒有器質性的疾病，就可以使用。這種藥物只是單純補足孩子分泌量不足的激素，可以長期吃，沒什麼副作用，半年調整一次劑量即可。隨著孩子的腦下垂體越來越成熟，藥物劑量就會越來越低，最終可停藥。

8.如果家長還是對藥物不放心，孩子也不介意穿個尿布睡覺，沒有自信心的問題，那就穿吧！真的沒什麼大不了的。

尿床本身不是病，別讓尿床傷了心

曾經有許多研究發現，尿床的孩子如果長期承受家人給予的壓力，可能會導致自信心的傷害，引起注意力不集中，成績退步，與衝動行為等等。在香港、德國這些比較注重「一致性」的國家，尿床對外顯行為偏差的影響可達三倍以上。但是你知道嗎？同樣的研究在荷蘭、紐西蘭、與瑞典這些偏向個人主義的文化氛圍上，因為家長對孩子上了學還在尿床這檔事，並不會有太大的情緒反應，結果顯示孩子的自信心與行為，竟然可以完全不受影響！

藉由以上的研究結果，容許我武斷的下此結論：「是父母對尿床事件無限上綱的焦慮，才導致孩子的專注力不集中、以及行為偏差問題。」一個孩子到了小學還在尿床，僅僅是大腦生理尚未成熟的結果，並不是「孩子不聽話」或者「懶惰」所引起的。但是，家長若錯誤解讀尿床為「丟臉之事」，把莫須有的焦慮傳遞給孩子，那麼孩子所感受到的是無助，自信心低落，導致大腦在專注力與衝動控制上也失去能力。

尿床本身不是病，別讓尿床傷了心。但是有下列狀況的時候請小心，您的孩子可能不是一般的尿床，要趕快就醫：

1.尿尿會痛。
2.小便的力量很微弱。
3.白天也會尿褲子。
4.一直喝水，永遠覺得很渴，尿又多。
5.新發生的尿床事件。這非常重要，若是您的孩子已經多年沒有尿床，突然又尿床，這一定不是單純的尿床問題！

5 睡覺時間到！

有些嬰幼兒相當不愛睡覺，每次睡覺前總要跟爸媽耗上半天，東翻翻、西滾滾，就是不肯把眼睛閉上，搞得父母七竅生煙，卻又無可奈何。然而，如果我們把「睡覺」視為孩子一天之中，與父母最長時間的分離，也許這樣就比較能同理，為什麼孩子那麼不喜歡睡覺了。

入睡前的孩子們都害怕，眼睛一旦閉上，就看不見爸爸媽媽了，所以他盡其所能的讓自己保持清醒，搖頭晃腦，大聲唱歌，都是在告訴父母：「我不想睡，我想念你們，還想多跟你們玩！」

人與人之間任何的分離，都會有個表達思念的儀式，而睡覺前由父母主導親子的暫時分離，就是「睡前儀式」的意義。

一場認真的睡前儀式，是為了讓孩子覺得安心，並且感覺一天在美好、幸福的氣氛中，劃下句點。

睡前一小時，先進行睡前儀式

睡眠儀式沒有標準方式，大致上的概念，就是在夜晚長睡眠之前一至兩小時，親子間有一些規律發生的活動（routine），比如：七點洗澡、喝奶、刷牙、七點半講故事或聊天、八點關燈、禱告、按摩、親親，然後睡覺。既然是「儀式」，盡量每天維持固定時間、固定順序、固定地點，讓孩子被制約，進入想睡覺的情境。

睡前儀式的活動中，盡量不要有太激烈的行程，比如：在床上格鬥大摔角、講超級好笑的笑話等。還有很重要的一點，就是必須禁絕有「藍光暴露」的活動，包括看平板電腦、手機、電視等。家裡若有LED白晝光的燈，也務必熄滅，改為黃色系光源。因為LED白光也含有大量藍光的光波，會讓孩子的大腦誤以為現在是白天，分泌較低的褪黑激素，導致入睡困難。

進行睡前儀式時，父母一定要專心在孩子身上，把手機收起來，放下所有雜事，專心享受親子時光。如果白天有處罰孩子，或者有對孩子吼叫、責罵，可在睡前再次重申，你已經原諒他，告訴孩子：「我愛你。」孩子有任何害怕的事，像是夫妻吵架，也可以在此時解釋清楚，讓孩子知道父母已經和好了，或者告訴他，爸媽吵架不是因為你不乖，並不是你的錯。

「用心付出」比「方法」更重要

美國賓州大學教授道格拉斯．泰提（Douglas Teti）曾經研究睡前儀式的成功因素，發現祕訣就在於，母親是否有感受到寶寶微妙的動作，並且給予回應。

比如說，他觀察到一組容易入睡的母子，母親抱著六個月大的嬰兒餵母奶，只要寶寶發出聲音，母親就馬上回應：「It's OK.」寶寶偷偷睜開眼睛瞄一下，媽媽總是微笑的看著他，這些回應都令寶寶安心，很快就睡著了。

另一個成功的案例，是當孩子對床邊故事失去興趣時，媽媽立刻感受到孩子的不耐煩，用翻頁、換一本書或停止說故事等方式回應。這些都可以讓睡前儀式事半功倍。

有位睡前儀式失敗的母親，努力讀著床邊故事，小孩不耐煩的跑下床，她還硬把孩子拽上床，堅持把故事講完，整個睡前氣氛糟糕透頂，最後孩子當然不肯睡覺。其他失敗的原因還有：自己滑手機，眼神與孩子沒有接觸；放孩子不喜歡聽的音樂、故事；甚至有媽媽放語言教學音檔。這些都不是睡前儀式的好主意。

很多父母在網路搜尋，看到專家分享讓寶寶入睡的絕招，什麼觸覺刷啦、衛生紙在臉蛋上揮啦、按摩腳底啦……結果別人成功的方法，自己試都沒用。其實賓州大學的研究，就已經告訴我們答案：媽媽不管與寶寶有無肌膚接觸，或者使用任何的入睡絕招，對幫助寶寶睡眠都沒有顯著的差異。

其實，睡前儀式的重點，根本不在於方法，而是父母有沒有用心陪伴，用心付出，回應孩子的需求。（參考繪本：《阿布與小樂系列：媽媽我睡不著》）

嬰幼兒睡眠訓練：給父母一些喘息時光

嬰幼兒的睡眠訓練，英文叫做「behavioral sleep intervention」。在教導怎麼做之前，我必須再次強調，並不是所有家長都需要執行睡眠訓練。如果父母和寶寶的睡眠之間，沒什麼嚴重的相互干擾，媽媽半夜親餵母乳一點也不困擾，翻個身可以繼續睡覺，這種情形下，根本就不需要刻意訓練。

對於不同時期的嬰幼兒，睡眠訓練的重點也不一樣。

小於三個月

千萬不要寶寶一出生，就想訓練他自行入睡。根據羅馬大學教授奧利維耶羅·布魯尼（Oliviero Bruni）的研究，想要建立寶寶自行入睡模式，在三至六個月之間訓練，似乎是比較好的時機。他發現三個月前就開始訓練自己睡過夜的寶寶，到一歲時半夜醒來的頻率反而較高，睡眠品質沒有比較好。如果三個月之後才開始訓練，效果就好得多。

這項觀察似乎也符合「依附理論」，前三個月先建立寶寶大腦的安全感，有了安全感之後，再慢慢讓寶寶自行入睡，三至六個月的時候訓練較好。三個月以下的寶寶，先忘掉訓練睡眠的事，好好建立哺乳模式，並增加寶寶的安全感。

提供一些讓父母們輕鬆點的方法：

1. 躺著親餵母奶，不要坐著餵。
2. 邊餵邊休息，睡著也沒關係。
3. 母嬰肌膚貼肌膚，最多穿一件衣服，要是天冷就開暖氣。
4. 寶寶的胃大小不同，兩至四個小時吃一次都有可能，不要強求，順其自然。
5. 瓶餵的寶寶，可以使用奶嘴當作安撫。

三至六個月

三至六個月，是可以開始試著做嬰兒睡眠訓練的時機。如果媽媽已經被折磨三個月，覺得很痛苦，可以試試這些方法：

1.不要讓寶寶邊喝邊睡。在寶寶想睡但仍醒著的時候，就把他放在嬰兒床裡。如果寶寶睡著的時候在吃奶，醒來就期望自己在吃奶；如果寶寶睡前最後的記憶是在媽媽懷裡，醒來會期望自己在媽媽懷裡。所以，趁寶寶還醒著的時候，就要將他放在該睡覺的地方。

2.剛放下的時候，寶寶可能會哭，可以抱他，搖他，讓他情緒穩定，但仍要在寶寶還沒睡著之前，就將他放進嬰兒床。

3.試著半夜不要餵奶。如果寶寶哭，可以拍拍他，但暫時不餵奶，看看他的反應。若寶寶撐不了飢餓，夜奶還是可以餵，但是逐次減少三十至五十毫升的奶。或者可以在爸媽快就寢前加餵一餐，但不要刻意增加太多，以免胃食道逆流。

4.寶寶半夜哭鬧，可以先試著讓他安撫自己。若寶寶半夜會怕，請平靜的安撫他，小聲哼歌或說話。切忌心浮氣躁、搖晃太劇烈、拍打太大力……這都會讓他更緊張。

5.可以使用奶嘴。

六個月至三歲

六個月之後，有些寶寶會進入「分離焦慮」時期，當初可以自我安撫入睡的寶寶，突然間變得非常黏人，不肯自己睡，睜開眼就一定要找媽媽。這時父母可以試試這些方法：

1.每天就寢的時間固定。

2.建立良好的睡前儀式。

3.可以使用玩偶、安撫巾或安撫被。

4.半夜的分離焦慮如果哭得太嚴重，可以握著他的手，同樣保持平靜，不要講太多話或開燈，握到你覺得寶寶平靜下來為止。

5.對於嚴重分離焦慮的孩子，若訓練兩週依然成效不彰，或許放棄訓練，回到親子共眠較好。畢竟讓寶寶得到足夠的安全感，直到他可接受的年齡，總比每晚拚老命，親子一起流淚來得輕鬆。

根據一項美國四所大學共同發表的相關研究，嬰幼兒睡眠訓練的成效，其實還算不錯。大部分家長都是在寶寶六個月左右開始訓練（這也是剛才建議的時間點），第一晚通常最難熬的，寶寶平均哭了四十三分鐘，哭到累了才入眠。但只要持之以恆，經過一週的堅持，寶寶哭泣的時間減少至八．五分鐘，並且只剩五．二%的父母還處於高度焦慮。

兩週後，寶寶幾乎都能成功自己入睡，晚上比較不會醒，而且較能睡在自己的房間或小床。寶寶晚上起來的次數，從三至四次變為零至一次，半夜餵奶次數也明顯降低。總而言之，經過二至四週後，幾乎所有參與的家長，都能感覺自己與寶寶的睡眠品質變好了。

睡眠問題，沒有標準答案，只有適合你家的答案

數據歸數據，科學歸科學，當我在診間解決寶寶睡眠問題時，仍會先把重點放在父母身上。我會觀察今天這位母親本身個性是焦慮的，還是冷靜的？父親在寶寶睡眠的問題上，又抱持著什麼態度？這家庭對睡過夜的標準是什麼？寶寶是否有親餵母乳？這些問題都是我給予睡眠建議之前，所需的重要資訊。

很多媽媽聽到我最後建議：「今天開始，妳就晚上恢復躺著哺乳，親子共眠，寶寶一哭就餵奶，他吃他的，妳睡妳的。」竟是鬆了一口氣，如釋重負。她們終於可以拋下那些令人困擾的罪惡感，以及「沒戒夜奶的媽媽不是好媽媽」的指控（甚至來自於丈夫），重拾身為母親的自信。旁人也許會說：「這樣一個晚上起來三、五次，不累嗎？」但對這位母親來說，半夜一直起來安撫哭泣的小孩更累，只要能躺著餵奶，她就甘之如飴。

有些家庭的做法，是「另一位依附者」來陪睡、餵奶，比如說爸爸。但是當爸爸開始陪睡後，會有一段兩週左右的陣痛期。在爸爸與孩子建立新的睡前模式時，媽媽在陪睡時間不要出現，甚至也不要出聲，別讓寶寶聽到「第一順位者」還在家中，否則他就會瞪大眼睛或放聲大哭，要門外的媽媽「給我進來」！

當然，對喝配方奶的寶寶，如果要爸媽半夜一直起來泡奶，簡直是要命的折磨。所以對於某些家庭，我反而建議全家人，稍微把對寶寶的關注程度降低，藉由嬰幼兒睡眠訓練，讓寶寶在有限的陪伴下自行入睡。如此，父母可以好好休息，進而解救因睡眠不足瀕臨崩潰的家庭氣氛，各退一步，皆大歡喜。

在訓練過程中，我們也必須尊重寶寶的先天氣質，以及他的依附感需求程度，來決定最終的目標。比如說，有些寶寶只要睡在自己的小床上就感到安全，這樣當然是隨便訓練一下就搞定了；但其他寶寶可能要看到媽媽才能入睡，有些則要摸到媽媽才能入睡，有些得要抱到媽媽，甚至吸到乳房才感到安心。所以父母要根據自己寶寶的需求，設定彼此都能接受的界線，看寶寶是否能接受這樣的安撫而自行入睡，這些都是要嘗試過才知道。

如何建立親子安全依附感相關的內容，都在《安心做父母，在愛裡無懼》（親子天下）一書中，有詳盡的介紹。

6 羞羞臉，你在幹什麼？——談嬰幼兒自慰動作

琳達是位忙碌的職業婦女，每天下班之後仍不能休息，必須趕去幼兒園接她那三歲的小女兒放學，回家還要立刻替家人準備晚餐。當她在廚房忙碌的時候，女兒自己坐在客廳看電視、玩玩具，很乖巧不太吵鬧，讓琳達頗為放心。

有一天，她在廚房忙得滿頭大汗，當她從廚房一走出來，竟然看到女兒躺在地上，雙腿僵直，兩手握拳，並且發出急促的喘息聲。琳達大吃一驚，腦海裡浮現「癲癇」二字，尖叫一聲衝過去抱住女兒，以為發生嚴重的疾病了。但就在她尖叫的那一剎那，女兒立刻停止動作，並且繼續玩玩具，好像什麼事也沒發生。

「妳剛剛怎麼了？哪裡不舒服？」媽媽焦急的問。

「沒有。」女兒回答；她的意識清楚，臉色紅潤，完全沒有生病的模樣。

琳達還是不放心，過幾天帶著女兒到醫院檢查。因為發病過程沒有錄影下來，媽媽的描述又不是很精準，於是為了小心謹慎，醫師還是安排了各項腦波檢查，胃食道逆流檢查，腹部超音波檢查，以及腦部的核磁共振攝影。最後所有的報告皆回報正常。

雖然沒有得到明確的診斷，但至少經過這麼多精密的儀器探測，都沒有發現問題，琳

達也算是鬆了一口氣。

兩天後的週末下午，琳達一家人開車出遊，女兒坐在汽車安全座椅上，夫妻倆則在前座聊天。數分鐘後，琳達回頭看看女兒是否睡著了，沒想到又再次驚見她雙腿僵直，眼神渙散，臉色漲紅，並且在安全座椅裡扭動著身軀。「啊！」她又再次尖叫，老公嚇得緊急煞車，回頭一看，女兒正低著頭撫摸她的玩偶，問她問題都可以回答，意識清楚，四肢活動皆正常。

到底女兒怎麼了？原來，這叫做「嬰幼兒的自慰動作」。看起來好像癲癇發作，又好像肚子痛想吐，但一旦被家長制止或中斷，孩子立刻就恢復意識，並沒有特別的不舒服或呆滯的情形。

剛剛特別舉了小女生的例子，因為一般家長沒聽過這樣的情形，比較難正確的描述與診斷。事實上以比例來說，小男生的自慰比例比小女生還高，但因為小雞雞長在外面，每個人一看就知道他是在「搞什麼飛機」，只是無法相信會發生在這個年紀就是了。

既然叫做「嬰幼兒自慰動作」，基本上就有別於成人對於「自慰」的定義。此行為發生的年齡，最小可達三個月的嬰兒，而最大則不一定，大致上學齡前的孩子都可算在其內。對嬰幼兒而言，摩擦生殖器的動作只是帶來「舒服」的感覺，並且從中得到安全感而已，並不像成年人有和「性」相關的聯想。

由於發生年齡很廣泛，所以不同孩子「摩擦」的方式也多有不同：有些自慰動作十分明目張膽，甚至在眾目睽睽下發生，會使家長非常難堪；但也有些動作比較低調怪異，連兒科醫師都可能誤認為其他疾病。不過還是有一些典型的特徵，我條列如下給各位參考：

1. 自慰時喉嚨會發出輕微的嘆息聲。
2. 雙眼發直，臉部漲紅，汗流浹背。
3. 大腿彎曲或伸直，緊緊夾住會陰部，並且有規律的摩擦動作。
4. 意識清楚，被轉移注意力後即可中斷動作。
5. 時間可長達一小時，或僅短短數分鐘。

嬰幼兒的自慰動作，大部分發生在孩子無聊沒事做、孤單一人看電視，以及家中氣氛不佳緊張焦慮的時候，或者疲累想睡覺之前。基本上在任何的場所皆有可能發生，尤其是當坐在高腳椅，或是嬰兒安全座椅這種胯下之間有安全帶的東西上，特別容易因「摩擦」而誘發。

當孩子出現這些令人難堪的動作時，千萬別氣急敗壞的斥責或處罰，而是必須冷靜下來，把幼兒這樣的行為比照「吸奶嘴」、「吃手指」這些安撫動作來看待。八〇%的嬰幼兒自慰動作，都可追溯至家庭的某一個變化之後，才突然開始的，比如說弟弟妹妹的誕生，媽媽開始上班的分離焦慮，或是發生泌尿道感染之後等等。其中小男生的部分，我倒是觀察到一些過度強調「鳥鳥要翻出包皮洗乾淨」的家長，特別容易讓孩子對自己的生殖器有特殊的情感，所以我是建議大家，不要再這樣清洗小雞雞了。

有研究指出，約八〇%的嬰幼兒自慰動作，在兩歲之後就漸漸停止了；但也有其他報告顯示，要到四歲之後才會慢慢消失。不論會持續到幾歲，總之家長心中必須了解明白，這個現象終究是會過去的。在這段難堪的過程中，你可以這麼做：

1. 利用手邊的智慧型手機，將孩子奇怪的動作錄影下來，給醫師參考，以便做更正確的診斷，避免不必要的侵入性檢查。

2. 告訴自己嬰幼兒自慰動作是無害的，將來必定會消失，毋須大驚小怪。

3. 切勿責罵、羞辱、懲罰孩子，這麼做只會增加他們的焦慮感，甚至加強他們的自慰動機，反而越演越烈。

4. 既然孩子正在無聊、焦慮、想睡，那麼家長應該介入的是「轉移他們的注意力」，放下手邊的工作，陪孩子玩玩具、講故事，安撫他們入睡。這才是正確的處理方式。

5. 四歲之後如果還有自慰動作，試著開始教育孩子，至少不要在公共場合出現。家長可以這樣說：「妹妹已經長大了，出門可以不用穿尿布了，只剩下晚上睡覺需要。那我們也可以打勾勾約定，以後在外面不可以『搓搓』，只有晚上在家想睡覺時才可以『搓搓』，這樣好嗎？」小男生則是「不能在外面玩小雞雞」，使用類似的說明方法。

最後還是提醒家長，大部分的嬰幼兒行為問題，都還是必須回到最根本的原則，那就是希望爸爸媽媽「多陪伴，少責罵」，困擾自然迎刃而解，當然也包括今天所討論的嬰幼兒自慰動作。

7 正確的洗手方法

不管是對付流感病毒、腸病毒,還是各式各樣的細菌感染,有一個方法是絕對不可少,那就是「勤洗手」。

洗手的重要性,相信每個人都很清楚,但是如何正確的洗手,很多人卻不知道。洗手方法如果不正確,細菌病毒都死不了,豈不是白白浪費時間?所以平常演講的時候,我不只勸大家勤洗手,還要教大家如何「正確的洗手」。

臺灣洗手教育很成功,因為幾乎所有小朋友對洗手的五個步驟都可以朗朗上口,那就是「溼、搓、沖、捧、擦」:

1. **溼**:在水龍頭下把手淋溼,包含手腕、手掌和手指均要充分淋溼。
2. **搓**:雙手擦上肥皂,搓洗雙手最少二十秒。
3. **沖**:用清水將雙手徹底沖洗乾淨。
4. **捧**:因為洗手前開水龍頭時,手實際上已汙染了水龍頭,故捧水將水龍頭沖洗乾淨,或者用擦手紙包著水龍頭關水,讓手不要直接碰觸到水龍頭。
5. **擦**:以擦手紙將雙手擦乾。

在這五個步驟當中，最重要的就是「搓」。「搓」這個動作，不只是把看得見的髒汙搓掉，也同時把看不見的細菌病毒搓掉，完成清潔雙手的最終目的。而且對付某些病毒（比如說流感病毒），單純用乾洗手（七五％酒精洗手）就可以殺死，乾洗手的步驟也只有一個：「搓」。

然而，我們在搓手的時候，如果不加以提醒，一定會有很多死角沒有搓到，比如說大拇指、指甲縫等。有鑑於此，疾病管制局根據ＷＨＯ的六個搓手動作，發明了「內外夾弓大立完」的口訣，分別代表了「手心（內）、手背（外）、指縫（夾）、指背（弓）、大拇指（大）、指甲與指腹（立），完成（完）」。而為了帶孩子玩遊戲，我自己也發明了一招「洗手拳」，同樣融入了這六個搓手的動作。拳法分上下左右，分別是：

上：「一柱擎天」。雙手合十，搓揉兩個部位：掌心與指縫。掌心相互摩擦，然後手指彼此交錯，摩擦指間的縫隙。

下：「欲蓋彌彰」。右手的手心摩擦左手的手背，然後換手做同樣動作。

左：「打躬作揖」。左手抱拳，以右手掌心摩擦左手指的指背，然後記得左手指甲在掌心上摳十下，完成指尖的清潔，然後再換手重覆同樣動作。

右：「力拔山河」。右手比出「一級棒」的大拇哥，左手握住右手拇指，像騎機車催油門般的快速轉動，然後換手重複同樣動作。

當您的腦袋裡默默複述這四個口訣時，洗手的「搓」這個步驟也就非常完美了！如果要教導兒童這四個口訣時，可以改成比較有趣的句子，比如說「一柱擎天」可以改成「我是公雞」，「欲蓋彌彰」可以改成「猩猩拍手」等。

最後對於正確的洗手還有一些提醒：

1.去除手部首飾。如果手上戴了戒指，會使局部形成一個藏汙納垢的特區，難以完全洗淨。

2.使用肥皂，效果比單獨用水洗要好得多。

3.最好使用擦手紙，而不要使用毛巾，因為毛巾容易潛藏病菌，將洗淨的雙手又沾染病菌。擦手紙使用完暫勿丟棄，可用來關閉水龍頭或開門，避免剛洗淨的手又碰觸公共物品表面而沾染細菌或病毒。

4.指甲最好不要留長，以免藏汙納垢。

黃醫師聊聊天

每次我去小學演講，教小朋友洗手拳的時候，他們都玩得不亦樂乎，也順便記住了手上該清洗的六個部位。家長也可以在家裡跟小朋友玩玩洗手拳，我的兒童版口訣是「我是公雞，猩猩拍手，恭喜發財，機車發動」，您也可發明自己的口訣喔！

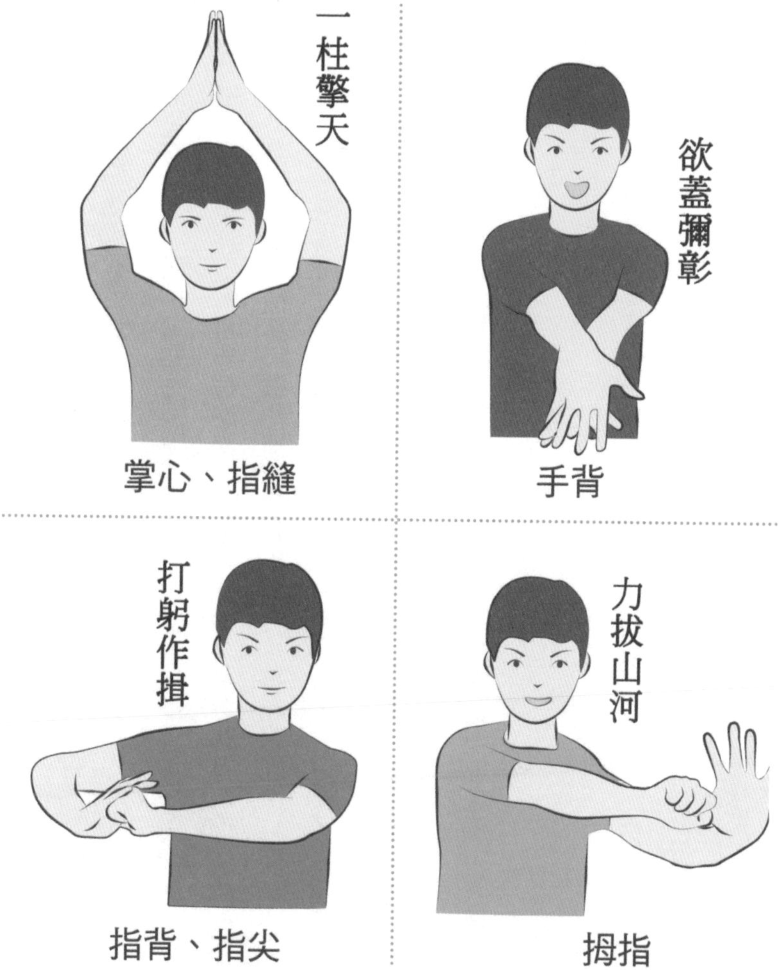
一柱擎天
掌心、指縫
欲蓋彌彰
手背
打躬作揖
指背、指尖
力拔山河
拇指

圖 6-5：我發明的洗手拳

8 增強兒童免疫力的省錢妙招

已經碰到非常多的家長問我，「要怎麼增強孩子的免疫力」？這真是個大哉問。如果上網搜尋「增強免疫力」這幾個關鍵字，您可能會得到各種不同的建議，比如說益生菌、維他命、人參、綠藻等補品。這些補品通常不便宜，買起來經濟負擔又大，究竟有沒有效果，家長也看不出個所以然來。難道增強孩子的免疫力，一定要花大錢嗎？別擔心，這裡讓我傳授各位幾個增強孩子免疫力的省錢妙招！

1. **喝母乳**

母乳裡富含各式各樣增進免疫力的因子，免費又方便，絕對是增進免疫力的最佳省錢妙招！

2. **接種疫苗**

接種疫苗絕對是最有效，也是最簡單產生某些特殊免疫抗體的方法。雖然自費疫苗價格不菲，但光是免費的疫苗，就已經足夠讓孩子得到很多的保護。流感疫苗通常在小學四年級之前都是免費的，家長千萬不要放過這個機會，一定要帶孩子去接種。另外正在懷孕的媽媽也別忘記，懷孕時期有兩種疫苗接種，可以提供嬰兒抗體，保護其不生病，一種是流感疫苗，另一種是百日咳疫苗。

3. 吃糙米與全麥麵包

沒錢買益生菌？沒關係，我們多吃益生質，給我們自己腸道內的好菌天天吃補！坊間有販賣許多果寡糖等人工的益生質補品，其實我們不需要花大錢也可以得到。糙米、全麥麵包，都是很好的天然益生質，天天吃，不需花大筆銀子買補品！

4. 吃深綠色蔬果，還有魚

花椰菜、菠菜、紅蘿蔔、各種深綠色或深黃色的蔬果，富含各種植化素，可以提昇免疫力。而魚類是優質不飽和脂肪的來源，更是優質蛋白質的來源，只要一週吃三次，不但免疫力可以提升，還可以強化骨質。

5. 天天出去晒太陽運動

近年來維生素D的話題非常的夯，因為免疫學家發現維生素D不只可以強化鈣質，還可以提升免疫功能。其實我們的皮膚只要接受到陽光的照射，就會活化維生素D，這更是一毛錢都不用花的免疫增強法！每天都帶孩子出去晒晒太陽，保證少生病多健康！

6. 不要太早讓孩子上學

小孩的免疫力還不足時，就把他放在病毒肆虐的團體中，等於把一隻綿羊丟進狼群讓他自生自滅。我建議，至少三歲以後再讓孩子上學，身體比較有能力來對付這些病菌。

7. 不要相信廣告的誇大效果

省錢妙招最重要的就是，不要再花錢買誇大效果的補品。通常這些補品都會走審查比較寬鬆的食品路線，然後將某些實驗室的研究誇大成對人體也有效果。這世界上有非常多的物質都可以在實驗室裡增強免疫力，但是吃到人體裡就是行不通。尤其說到劑量，實驗室裡的細胞那麼小，人體細胞數目卻是這麼龐大，也許這個物質對人體有效的劑量是「一桶」，但是廠商賣你的卻是「一顆」，只是杯水車薪。

8. 讓孩子擁有愉快的心情

馬偕醫院的藥袋上，寫著一句安慰病人的話：「喜樂的心，乃是良藥。」這絕對不只是精神喊話而已，許多醫學證據都顯示，愉快的心情可以造就強大的免疫力。而孩子的幸福感來源，決定於家庭的氣氛，夫妻的和諧，以及安全感的建立。所以如果要孩子不生病，很簡單：請爸爸媽媽彼此相愛，不大吼大叫，即便有意見不合，也要在孩子面前理性、溫柔的解決。只要這樣做，孩子就會感覺到幸福得不得了呢！

9 餵母奶的困擾——乳腺炎與乳腺膿瘍

很多媽媽在餵母奶當中發生乳腺炎，而且約一〇％的乳腺炎，會進一步惡化成乳腺膿瘍。這個悲劇起始於細菌從乳頭入侵，一路沿著乳腺往上跑，最後造成化膿性的感染，最常見的罪魁禍首是金黃色葡萄球菌（*S. aureus*）。

如果媽媽在哺乳過程中發現局部硬塊，但沒有發燒，那麼應該是單純乳腺管阻塞，還沒有到化膿的程度。但如果有發燒症狀，並且發現乳房某個部分紅腫熱痛，可能就要懷疑細菌已經入侵了。一旦惡化成乳腺膿瘍，有時候可以摸到硬硬痛痛的腫塊，但如果化膿的位置太深，也有可能摸不到，必須藉由乳房超音波確認確切的化膿位置。

初期乳腺炎，還沒有化膿之前，用抗生素治療十四天，並且吃止痛藥止痛，大多可以自然痊癒，不致於進展到膿瘍。如果已經進展到乳腺膿瘍，醫師會先用針筒抽膿，然後讓媽媽口服抗生素。一次抽膿可能不夠，平均要經過四次的抽膿，才會完全痊癒。如果反覆的化膿，或者膿瘍實在太大，可能最後只能選擇手術引流，而且傷口癒合會留下疤痕，所以盡早就醫非常的重要。

要如何預防乳腺炎與乳腺膿瘍呢？原則上是要避免胸罩太小，導致鋼絲壓迫乳腺，以及矯正嬰兒吸吮姿勢，防止乳頭上有傷口等。很特別的是，乳腺炎也常發生在特別緊張的母親身上，所以放輕鬆很重要，多喝水，常常休息，接受老公的紓壓按摩。

最重要的是，**不管是得到乳腺炎，或乳腺膿瘍，都應該繼續餵母奶**。事實上，要預防乳腺炎，最好的方法就是盡量給寶寶吸吮，以免乳汁鬱積，反而讓病情更加惡化。可以先嘗試從沒有感染的一側乳房開始餵食，等到奶水開始有噴乳反應時，再換到阻塞或感染的那一側乳房，奶水會比較容易被吸出來。有些媽媽會擔心細菌跑到寶寶身上，或者抗生素跑到寶寶身上，其實這些擔憂都不會發生，就請放心的哺乳吧！

10 零食文化

「過新年，大團圓，橘子紅包壓歲錢，吃了糖果嘴甜甜！」這是我家兒童繪本裡的吉祥話，念起來挺有韻味的不是？但我卻對詩詞的最後一句話很有意見！唉，我知道講有關零食的話題看似老生常談，但我長久以來都「知難不退」，擇善固執，希望能喚醒大家對臺灣零食文化的重視。

零食不僅造成蛀牙與肥胖，還有過敏與過動

在我的門診，十位家長有九位知道零食或飲料對孩子的健康不好，但對其造成的傷害了解程度卻僅止於「蛀牙」、「影響食欲」、「肥胖」等，實在是低估了零食對孩童造成的影響程度。若只是飯後來點甜食，藉由肚子裡的蔬菜或五穀類食物緩衝，血糖的吸收不會這麼劇烈，對沒有肥胖的兒童來說，吃塊蛋糕糖果似乎無傷大雅。但是！大家卻忘記許多糖果和飲料，都是彩色的，也就是說，添加了各種人工色素。

很少零食是用「天然的水果」製成的，一般零食、糖果，或飲料的成分當中，最吸引人的三個成分就是糖、色素和人工甘味劑。糖提供了甜味，色素提供了五彩繽紛的視覺享

受，而人工甘味劑則賦予了香味，造就了「色香味俱全」的舌間享受。為什麼要添加色素呢？我想別說小孩了，大人買飲料也是喜歡顏色鮮豔的包裝。為了吸引兒童的注意，紅黃綠藍等色素，絕對是糖果餅乾的必備成分。

然而，根據二〇〇七年英國學者馬肯（Donna McCann）教授所發表的一篇研究，**食品添加物會引起孩童的過動及注意力不集中**，成分包括黃色四號、五號，及紅色六號、四十號等。嘿！慢著！這些不就是孩子最喜歡的「橘子口味」以及「蘋果口味」零食嗎？

除了過動症，還有過敏的問題呢！很多家長抱怨自己的孩子咳嗽不容易好、氣喘控制不佳、異位性皮膚炎老是不會好、常常慢性蕁麻疹，當我詳細詢問之下，發現這些孩子因為怕過敏而不敢吃蛋、不敢吃海鮮，反倒是零食吃得不少！搞半天醫師家長都弄錯方向了，原來這些零食才是讓他們過敏體質始終無法控制的元凶！

除了人工色素之外，零食當中會引起過敏的物質非常多，包括防腐劑（苯甲酸鹽）、抗氧化劑、保存劑、人工甘味劑……族繁不及備載。這些物質所造成的過敏反應，也不是到醫院抽血驗過敏原就能知道，它們大部分是化學物質，進入身體之後會引起免疫系統的混亂，讓身體一直處於容易過敏、蓄勢待發的狀態。這就是為什麼有些病人的過敏可控，有些病人卻老是不好的關鍵所在！

天然水果才對健康有益

商品行銷時，為了吸引消費者，會刻意將「天然」、「有機」、「含維他命C」之類的字眼，放在包裝最顯眼的地方，讓人誤以為這樣的零食沒那麼糟糕。但如果這些產品這麼天然、這麼有機，為什麼放久了也不會腐壞，顏色永遠如此鮮豔，不像我自己削的水果會氧化變色？最天然、最有機、最富含維他命C的，就是市場賣的水果，吃一顆聖女番茄取代糖果，對一般家庭應該不會太困難。

很多人擔心水果的糖分太高，但我一點也不擔心。事實上沒有任何的醫學研究，認為吃水果會肥胖，會高血糖，除非是有糖尿病的病人。臺灣是水果王國，就算是天天吃乾燥的水果乾，只要不添加防腐劑或人工香料，都比吃各種加工過的化學零食來得健康。

垃圾食物當獎品，是價值觀的錯亂

零食飲料是這麼的糟糕，但更糟的是大家卻容許這些東西成為獎勵品，尤其存在於學習、健康養成最重要的兒童階段！想起來真令人沮喪。

學齡前老師們，很習慣使用糖果來獎賞好孩子表現。當年我的孩子上律動課，獎品是棒棒糖；上體操課，點心是洋芋片；上教會主日學，獎品是牛奶糖。不說其他人，看看兒童醫院在耶誕節時，聖誕老公公發什麼？也是五顏六色的糖果。怎麼回事？大家不是都知道零食對身體不好嗎？為什麼快樂的場合卻老是存在這些東西呢？

這種「明知道這東西不好，卻拿來當獎品」的行為，是幼兒學習到錯誤價值觀的第一步，這絕非危言聳聽。除此之外，沒有任何研究顯示小時候不吃零食，長大以後會瘋狂沉迷，反倒是另一種研究發現，人會在慶祝的場合，想重溫童年時獲得的垃圾食物。

如何讓孩子在零食文化的環境中生存，是每個家庭必須面對的課題。教導孩子委婉的拒絕零食，或者請他們道謝收下之後，交給父母丟棄，並且交換非垃圾食物的獎勵，比如貼紙、小文具或水果等。有時候我為了滿足孩子的嗜甜口欲，會用他們帶回來的零食交換冰糖、方糖等無添加的糖，吃完刷刷牙。

父母也可親自和老師表明不願意接受糖果餅乾當作獎品，但其實老師帶班已經很累了，更積極的幫助，是家長主動提供水果、果乾、或自製果凍等，給老師當作獎勵的替代品。對抗零食文化，我告訴自己，絕不雙手一攤說「好困難，我做不到」，因為我更不希望將來孩子面對其他誘惑時，也對我雙手一攤，說「我做不到」。

11 塗氟，吃氟錠，含氟牙膏，安全嗎？

翻開《兒童健康手冊》，在一歲半的那一頁，你一定會發現一個帶寶寶去看兒童牙醫的提醒，並建議給寶寶的牙齒塗氟。究竟為什麼塗氟對寶寶的牙齒健康這麼重要？含氟牙膏又是否安全呢？

美國在飲用水中加氟

在太平洋的另一端的美國小孩，是不需要塗氟的，因為從一九四五年開始，美國地方政府就陸陸續續的在自來水中加入微量的氟，每個人只要喝水，就可以攝取到水中的氟元素。這個政策被視為是二十世紀最重要的公共衛生創舉，大幅減少了六〇%的兒童蛀牙以及三五%的成人蛀牙，其他補牙、植牙的人數也都顯著下降，省下了許多家庭對牙科醫療的支出。

換句話說，在美國半個世紀以來的飲水加氟，並沒有造成任何額外的健康危害，也直接的證實嬰幼兒使用微量的氟，是非常安全，不需要擔心的。

臺灣並沒有在飲水中加氟，因此衛生單位建議定期給寶寶牙齒塗氟，也有牙科醫師另外建議以額外補充的方式，也就是使用含氟牙膏，或吃氟錠，給予孩童牙齒保護。氟元素與牙齒的琺瑯質結合之後，不只使牙齒結構更加堅固，還有類似抗生素的作用，能抵抗口腔裡造成蛀牙的細菌攻擊，進而減少齲齒。

剛才提到微量氟是安全的，但若矯枉過正，喝了含氟的水，牙齒又塗了氟，加上吃過量氟錠，再吃了一整條含氟牙膏……長期下來，還是可能會氟中毒的。氟中毒症狀最輕微的是牙齒變色，出現難看的白斑（氟斑），更嚴重者會有腸胃症狀、神經症狀等等，家長還是要稍微注意一下。

「牙齒塗氟」和「窩溝封填」是必選項

其實，家長只要跟著兒童牙醫的指示，就是最安全的做法。目前臺灣的公衛政策，「牙齒塗氟」和「窩溝封填」是兒童牙齒保健的「必選項」，吃氟錠和使用含氟牙膏則是「加強版」，可以讓齲齒預防更加完備。

使用含氟牙膏時要特別注意，三歲以下的小孩，建議給「米粒大小」即可——這樣即便吞下去也無大礙。三歲以上的孩子，則建議擠出豌豆大小的量，以免過量的氟滲透進新長出的牙齒。八歲以上使用牙膏大概就不用擔心了，因為大部分的琺瑯質都已經長齊全，不會再改變。

牙齒塗氟，半年做一次，如果是蛀牙高風險的孩子，甚至會縮短時間，記得定期給兒童牙醫師檢查，才能把握最佳時機喔！

12 長高的祕訣

很多家長想到「長高」，就想到補充鈣質。於是乎，牛奶被神格化，鈣片銷路大好，卻很少人去真正確認：多補充鈣質，真的會長高嗎？

根據醫界最具公信力的考科藍合作組織（Cochrane Library）統計認為，兒童補充鈣質只會讓下肢骨密度增加約一．七％而已，而且一旦停止補充，這個些微的增加可能就恢復原狀。意思是說，瘋狂的補鈣，其實對長高這件事，是一點幫助也沒有的。

雖然讓孩子長高的因素非常多，但經過我整理一下，應該可以歸納成下列四項：

1. **均衡的飲食**：所謂均衡的飲食，就是有澱粉質、蛋白質、油脂、纖維質和礦物質。上個世紀的祖父祖母之所以沒有長很高，是因為營養不良，吃不到什麼肉，既不均衡，熱量也不足。如果單指有助於骨骼生長的食物，根據國外的研究有下列幾項：全穀類食物、種籽類食物、深色蔬果、非油炸白肉（雞肉），以及非油炸瘦肉（牛羊豬）。千萬不要小看深綠色與深黃色蔬菜，他們含有高量的鹼化礦物質，可以幫助骨骼的發展，以及鈣質的吸收。如果喜歡喝牛奶的孩子，每天喝一兩杯鮮奶，對成年身高的確有幫助，大約可多長二至五公分。

2. **規律的運動：**規律的運動很重要，但不要強迫孩子從事不喜愛的項目。基本上所有系統性的運動，都可以促進骨骼的發展，不限於打籃球、跳繩等。就連游泳這種足不落地的運動，也都能促進身高發育，所以真的不要逼迫孩子每天跳繩一百下，邊跳邊哭，何苦來哉，其實還有很多其他選擇的。必須注意的是，運動絕對不要過度訓練，如果造成生長板受傷，反而會阻礙孩子的發育。

3. **充足的睡眠：**現在臺灣孩子很大的問題，就是功課壓力過重，睡眠時間越來越不足，造成免疫失調、生長遲滯、肥胖等問題。一般學齡前的孩子每天至少需要睡十小時，小學生需要九小時，國中以上也需要八小時，這都已經是基本下限了。睡眠除了時間要足夠、就寢時間應該規律，還有燈光要夠暗，才能刺激生長激素。

4. **快樂的心情：**不過我想最重要的，還是要讓孩子在快樂的家庭中成長。快樂的心情是人體系統最好的肥料，除了幫助生長，也可以提升免疫力，以及讓孩子發揮正常智力。長期處於壓力下的孩子，尤其是夫妻失和造成的家庭危機，會讓體內皮質醇升高，抑制生長激素的分泌，當然也就長不高了。所以有空還是多多經營家庭，培養夫妻感情，孩子才有機會長得又高又壯喔！

13 生長痛和長高無關

六歲的阿德白天總是活力旺盛，但到了晚上快要就寢前，卻時常跟媽媽哭訴「腳痛」。疼痛的程度有時輕有時重，位置也不很固定，但嚴重時可以在床上打滾加哭天搶地，直到媽媽拿萬金油搓揉個半小時，才能夠沉沉入睡。隔天早上一起床，什麼疼痛都沒了，到學校依然生龍活虎，活蹦亂跳！

經過向親朋好友打聽的結果，媽媽才知道這是所謂的「生長痛」。這個毛病好發在三到十二歲，高峰期大約就是六歲。大部分的疼痛都發生在傍晚之後，七〇%都痛在腳，包括小腿、大腿、膝蓋等位置，雙腳一起發作居多，但也有單側發作的情形。疼痛可持續數十分鐘，甚至長達一小時，而且反覆發作。大約二〇%的孩子都曾經有這樣的困擾，算是很常見的門診主訴之一。

很多人都認為生長痛和長高有關，其實不然。三到十二歲是兒童生長最緩慢的時候，卻是生長痛最常發作的年齡；反而是在生長快速的三歲前與青春期，不常有生長痛的問題出現，證明此症狀與長高似乎沒有絕對的關連性。

科學家漸漸發現，生長痛時常發生在兩種孩子身上：活潑、運動量大的兒童，以及特別愛撒嬌、情緒化的小孩。研究者將曾經抱怨生長痛的孩子分成A組，沒有這個毛病的孩子歸類為B組，接著藉由一些重物壓迫四肢的測試，來考驗他們對於「疼痛」的忍受度。結果顯示，A組的孩子很怕痛，又愛哭，稍微一點重量刺激就唉唉叫，喊救命；反之B組的孩子就冷靜許多，相對也比較耐痛。

看來引起「生長痛」的神祕面紗，已經被逐漸解開了。原來這些活潑好動的孩子，因為白天在學校快樂的追趕跑跳，腿部肌肉頻繁使用，造成了輕微的肌肉發炎和痠痛。但小朋友玩瘋時根本沒感覺，直到下午放學回家，甚至晚上快睡覺時，才進入情緒脆弱的模式，疼痛感突然上升，孩子開始鬼吼鬼叫，等著媽媽來秀秀，以撫慰他身心的疲憊。

心靈脆弱的時候，哪裡都可能痠痛。於是除了腿部，有些孩子的生長痛是喊手痛、頭痛、胸痛、肚子痛，但不管是哪裡痛，只要經過媽媽的溫暖搓揉之後，幾乎都可以自行緩解，隔天睡一大覺醒來，孩子食欲正常，活力旺盛，完全是健康的模樣。

一般的生長痛不需治療就會自動消失，國外的媽媽有時候不忍心孩子哭叫，會給孩子吃止痛消炎藥，偶一為之倒也無可厚非，但小心過度使用止痛藥，或可能孩子並非生長痛，而是罹患其他疾病，反而會蒙蔽症狀，延誤就醫時間。解決生長痛必須從「心」做起，睡前對孩子溫言軟語，面帶微笑，多多擁抱，讓他內心得到安全感，也比較容易進入夢鄉。當然也可藉由觸覺刷、冰敷、溫和的紓緩藥膏等，輔助孩子轉移注意力，消除被誇大的疼痛感覺。

家長也必須謹慎注意，若有下列情形，可能不是單純的生長痛，而是有關節病變，或其他感染問題：

1. 疼痛的部位固定發生在某處。
2. 疼痛永遠只侷限於單側。
3. 連白天也抱怨疼痛。
4. 外觀上有變化，如紅腫、發熱等。

若符合上述四項其中之一，就必須請小兒科醫師查明，是否有其他的疾病存在。

14 有關性早熟——家長們別劃錯重點

我已經不只一次，受邀在電視上聊「性早熟」這個話題。隨著此話題越吵越熱，家長也逐漸緊張了起來，三不五時就摸摸女兒的胸部，看看是否提早開始發育。然而，如果更進一步問父母焦慮的根源什麼，大部分的人卻答不上來；最常聽到的答案是「怕長不高」，但這跟性早熟似乎沒有直接的關聯。總而言之，我們是被媒體嚇傻了，卻始終沒有搞清楚問題的重點在哪裡。

幾乎所有性早熟的孩子都是正常的

首先，家長要知道一般性早熟的定義是：女孩未滿八歲，男孩未滿九歲之前，提早出現第二性徵。所以，如果您的女兒剛好小學三年級，或兒子已經升四年級，開始出現第二性徵，包括長出陰毛、腋毛、腋下有異味，或是臉上開始出現青春痘等等，不要懷疑，他們並沒有「早熟」，這是正常的發育！真正性早熟的孩子，是比上述的年齡更早出現第二性徵。

現代兒童的青春期，比以前的人來得早，主要有兩大原因：肥胖，以及環境荷爾蒙。

吃雞皮不會導致性早熟，吃雞塊也不會，但如果吃太多造成肥胖，就有可能導致女生胸部提早發育。事實上，任何食物吃太多造成肥胖，都會使孩童提早發育，所以別再錯怪那些無辜的母雞了。反而時常暴露在化妝品、香水等等含環境荷爾蒙之中的女孩，才是比較大的問題所在。

在二〇一六的《兒科學》期刊中，剛好有一篇文章探討性早熟的問題，結論應該出乎家長的意料之外。研究發現：雖然現代兒童的第二性徵，確實比古時候的人提早，但是長期追蹤下來，幾乎「所有」的孩子，最後都正常長大，不但沒有任何生理上的問題，也沒有特別比別人高、矮、胖、瘦，只是在身體發育的馬拉松比賽，稍微提前起跑而已。

既然這些孩子未來發育會是正常的，因此除了在特殊的情形之下（後述），實在沒有任何理由，把這些無辜的孩子抓來抽血、打針，或是緊張兮兮的開始吃轉骨方，強迫孩子每天跳繩一百下等等。這些庸人自擾的舉動，根本就是畫錯了重點！

心理影響更勝於生理問題

事實上，面對性早熟的孩子，真正最需要關心的根本不是生理問題，反而是心理上的調適。

當提早發育的孩子，對著鏡子意識到自己的身體產生變化，開始無法掌控自己的肢體動作、相貌與聲音，心理上的擔心與恐懼其實是很巨大的。當鼓起勇氣告訴父母之後，家長卻是以驚恐、苦惱的表情來回應，大家可以想像他們是多麼的尷尬與難受。到了學校之後，調皮的同學有意無意的嘲笑你的胸部，指著你臉上的痘子說三道四，或是因為體味的改變遭別人排擠，這些人際關係的困境，才是性早熟孩子所需要面對的壓力。

因此，如果您的孩子在八、九歲前後，開始出現第二性徵，請務必按捺情緒，千萬不要大驚小怪，造成他們的困擾。回想一下自己的青春期，是否也比當時的同學來得早？如果答案是肯定的，表示那就是遺傳基因在作怪，沒什麼好擔心的。

另外，如果發現孩子因為身體的改變導致自卑，開始不想上學，成績退步，或時常躲在房間裡，趕緊找個時間和他聊聊，給予家人的支持與溫暖；可以告訴他這只是個過渡期，因為不久之後，班上每一個人都會經歷這段尷尬的歲月。如果家長勸說失敗，請儘速找兒童心智科醫師進行專業諮詢。

三個危險跡象需要就醫

如果您的孩子性早熟的速度來得太快，有下列三個危險跡象，才真正需要趕快就醫：

1.半年之內，女孩胸部突然極速成長，或是男孩生殖器快速長大，若加上身高也在半年內突然抽高，更是要小心。

2.有合併腦部病變徵兆，比如說頭痛、莫名嘔吐、看東西變模糊等等。

3.發生性早熟後，懷疑孩子長期吃的藥品可能含有雌激素（比如：誤食避孕藥）。

以上列出的三個危險跡象，是因為有少數的性早熟案例，是源於腦部腫瘤、卵巢腹腔腫瘤，或是誤食雌激素所造成的，必需接受積極的治療。若孩子已經讓醫師檢查過，也排除了這些可能的疾病，那麼就表示孩子「完全正常」，每半年追蹤一次身高和骨齡，剩下的時間，維持原來的作息就好，什麼事情都不用做。

針劑藥物乃治療心病而非身體疾病

除非真的有病理性的性早熟，否則一般性早熟的孩子，並不會因此而長不高。有些家長可能聽過醫師使用一種 GnRH 針劑藥物來延緩生長，其最主要的目的還是治療「心病」，比如說怕女孩月經來得太早造成困擾，或是男孩性欲來得太早等等，此藥物對於成年後的最終身高，根本沒有任何幫助（疾病造成的性早熟除外）。

也有些家長會在這段時間強迫孩子跳繩，拚命吃補品，但實質效果有限，反而造成親子關係緊繃，甚至可能打擊孩子的自信心。萬一他的基因真的就是長不高，那麼豈不是讓孩子從停止發育的那一天，就開始感到自卑嗎？別忘了，愉快的心情也是長高所需要的因子！所以家長還是讓孩子睡飽一點，加上適量的運動，均衡的營養，以及心理上的支持，真的，這樣就足夠了。

15 我們居住在近視之城

臺灣是近視王國，世界第一。

近年來，臺灣不只近視盛行率攀升，近視的平均度數也往上升，近視的年齡也不斷下降。根據調查，每五位小學一年級生就有一人近視，小六生的近視率更高達六〇・七％，成年人則已超過八〇％（驚！）。更令人擔心的是，低年級學生發生近視情形越來越普遍，民國七十二年臺灣學童平均約十到十一歲才近視，現在降為八歲，也就是說臺灣學童在小學二年級已開始近視了。

很多家長都反應：「奇怪，爸爸媽媽都沒有近視，為什麼你們小孩近視卻這麼嚴重呢？」這樣的質疑只對了一半，因為近視的遺傳只占所有病例的五％，也就是說，大部分的近視，其實都是後天環境所造成的。

都市孩子所面臨的困境，是戶外活動的空間、時間都受了限制。雪上加霜的是，各種3C產品取代了電視，以前電視銀幕距離有三公尺，對眼睛的傷害還沒有那麼大，如今平板、手機的興起，讓孩子的用眼距離縮短成二十公分，這一切不利的因素聚集在一起，期望都市孩子沒近視，真的需要奇蹟。

既然都市小孩變成近視是無可避免的宿命，家長更要認真聽、仔細聽眼科醫師的建議，告訴你如何減緩視力惡化的速度。請先守住一個底線：孩子在國小畢業前，近視不可以惡化超過三百度！因為上了國中之後，課業只會更加繁忙，如果已有三百度以上的近視，在成年之後可能會進展到一千度以上的高度近視，將來就有視網膜剝離之虞，恐遺憾終身。

提高兒童戶外活動時間

美國眼科醫學會曾經研究一萬名學童近視的原因，他們發現，**只要孩子在戶外活動的頻率越高，近視的機率就越低**。相反的，近視小孩相較於沒有近視的孩子，每週平均在屋子裡多待四個小時以上。每週多花一小時帶孩子到戶外走走，就可以減少二％的近視率；也就是說，如果每天花三個小時在從事戶外活動，就可以減少約四〇％的近視率。總結來說，不管孩子如何使用眼睛，戶外活動是唯一與近視相關的重要因素。

四個20的規範

當然，現代兒童不可能不看書，不用電子產品。以前家長習慣叮嚀孩子「近距離用眼四十分鐘，休息十分鐘」，但是根據我童年的經驗，休息十分鐘實在太難熬了，書看一半、遊戲玩一半，很難說停就停；休息的過程每一分每一秒，都如坐針氈，規則很難真正落實。

我倒覺得美國眼科醫師傑佛瑞．安薛（Jeffrey Anshel）推廣的「四個20」規範更容易上手。所謂的20-20-20-20規範，是當孩子在近距離用眼時（比如說看書）：**每二十分鐘，休息二十秒，開窗看二十呎的遠方（約六公尺遠），然後眨眼二十下。**

二十秒的休息時間，大部分的孩子都比較願意執行，暫時脫離書本或電腦，提供這個方法給大家做個參考。

定期給兒童眼科醫師追蹤

孩子一旦開始「假性近視」，其實就已經啟動了近視的列車，而這臺近視列車會一路惡化到十八歲，中途只能煞車，不可能回頭。在眼科醫師的追蹤之下，一般來說會經過三個階段：第一階段是點散瞳劑；如果繼續惡化，第二階段是配眼鏡；如果度數還是持續惡化煞不住，可以考慮使用角膜塑型片。

有關治療的細節，請直接與你的眼科醫師討論，不要聽信網路上危言聳聽的言論，自作主張停止點散瞳，眼鏡愛戴不戴，或者買一堆營養品給孩子吃。最後一句忠告：營養素只能幫助眼睛的感光能力變佳，但沒有任何一種營養素，吃了可以預防孩子近視，家長別搞錯方向了。

CARE系列 43

輕鬆當爸媽，孩子更健康：超人氣小兒科醫師 黃瑽寧 教你安心育兒【暢銷增訂版】

作者—黃瑽寧
主編—陳信宏
責任編輯—王瓊苹
責任企畫—曾俊凱
封面攝影—張國耀
封面設計、插畫—Ancy PI
內文設計—洪素貞
內頁插畫—洪健翔、葉盈孜

董事長—趙政岷
出版者—時報文化出版企業股份有限公司
一〇八〇一九臺北市和平西路三段二四〇號三樓
發行專線—（〇二）二三〇六六八四二
讀者服務專線—〇八〇〇二三一七〇五・（〇二）二三〇四七一〇三
讀者服務傳真—（〇二）二三〇四六八五八
郵撥—一九三四四七二四 時報文化出版公司
信箱—一〇八九九臺北華江橋郵局第九九信箱

時報悅讀網—http://www.readingtimes.com.tw
讀者服務信箱—newlife@readingtimes.com.tw
時報出版愛讀者—http://www.facebook.com/readingtimes.2
法律顧問—理律法律事務所 陳長文律師、李念祖律師
印刷—和楹印刷有限公司
增訂二版一刷—二〇一九年七月十二日
增訂二版十八刷—二〇二四年九月十六日
定價—新臺幣四二〇元

時報文化出版公司成立於一九七五年，
並於一九九九年股票上櫃公開發行，於二〇〇八年脫離中時集團非屬旺中，
以「尊重智慧與創意的文化事業」為信念。

輕鬆當爸媽，孩子更健康：超人氣小兒科醫師黃瑽寧教你安心育兒【暢銷增訂版】/ 黃瑽寧著. -- 增訂1版. -- 臺北市：時報文化, 2019.07　面；　公分.(CARE系列；43)
ISBN 978-957-13-7843-5(平裝)

1.小兒科 2.幼兒健康 3.育兒

417.5　　108009095

ISBN 978-957-13-7843-5
Printed in Taiwan

我國現行預防接種時程*

接種年齡	24小時	24小時後	1個月	2個月	4個月	6個月	9個月	12個月	15個月	18個月	24個月	27個月	30個月	上小一前	註解
	第一劑		第二劑			第三劑									必要接種
					建議5-8個月接種										
…性百日咳、b 型嗜…痺五合一疫苗				第一劑	第二劑	第三劑				第四劑				第五劑 (DTaP + IPV)	
				第一劑	第二劑	補充劑（自費選擇）		第三劑							
								第一劑					第二劑（自費選擇）		
…疹混合疫苗(MMR)								建議第15個月接種						第二劑	
…IOJEV)									第一劑			第二劑			
…lepA)								建議第12個月接種		相隔六個月以上接種第二劑					免費
…uenza)						← 每年 →									免費
…毒疫苗				第一劑	第二劑/第三劑										公費補助
…苗	9-26 歲														

* 改編自疾病管制局網站內容。

疫苗
B 型肝炎疫苗(HepB)
卡介苗(BCG)
白喉、破傷風、非細胞 血桿菌及不活化小兒麻
肺炎鏈球菌疫苗
水痘疫苗
麻疹腮腺炎德國麻
日本腦炎疫苗 (IM
A 型肝炎疫苗(H
流感疫苗(Inf
口服輪狀病毒
子宮頸癌疫

請延此虛線剪下